365 Brain Fitness
365 브레인 피트니스

 3

박흥석
- 현) 베리브레인 심리센터 부대표
- 연세대학교 보건대학 작업치료학과 박사 수료
- 전) 삼성서울병원 재활의학과 작업치료사
- 전) 더봄 뇌건강 신경심리센터 & 인지재활연구소 작업치료사

안이서
- 현) ㈜더봄 뇌건강 신경심리센터 & 인지재활연구소 대표
  한양사이버대학교대학원 상담 및 임상심리 겸임교수
- 성균관대학교 대학원 인지심리학 박사
- 전) 삼성서울병원, 서울아산병원, 인하대병원, 국민건강보험 일산병원 신경심리사
- 전) 더봄 뇌건강 신경심리센터 & 인지재활연구소 소장

이혜미
- 현) 베리브레인 심리센터 대표
- 아주대학교 대학원 임상심리학 석사
- 전) 삼성서울병원 신경과 임상심리전문가 수련
- 전) 국민건강보험공단 일산병원, 삼성서울병원, 강남세브란스병원 임상심리전문가
- 전) 더봄 뇌건강 신경심리센터 & 인지재활연구소 총괄 대표

매일매일 뇌의 근력을 키우는 치매 예방 문제집

365 Brain Fitness
365 브레인 피트니스

박흥석 · 안이서 · 이혜미 지음

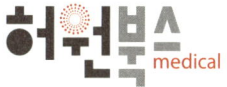

추천사

진료실에서 치매를 걱정하는 환자와 보호자들에게 제가 늘 들려주는 말이 있습니다. 두뇌활동을 많이 하고, 신체 운동을 꾸준히 하며, 사회활동을 유지해 나가라는, 어찌 보면 다분히 상식적인 이야기입니다. 많은 역학 연구를 통해 어느 정도 효능이 입증된 방법이지만, 설명을 마치고 나면 언제나 마음 한구석에 부족함이 자리합니다. 도대체 무엇을 구체적으로 어떻게 하라는 말인지 듣는 이의 입장에서는 답답할 것을 알기 때문입니다.

"사람들이 치매 예방을 위해 집에서 손쉽게 할 수 있는 것은 없을까?" 마땅한 방법이 없어 아쉬워하던 차에 《365 브레인 피트니스》를 접하게 되었습니다. 이 책은 치매 예방과 진행을 막기 위한 인지훈련 학습지, 즉 치매 예방 문제집입니다. 1년 365일 매일 3쪽씩 재미있는 문제를 풀도록 구성되어 있지요. 문제들은 기억력, 언어, 시공간 능력, 전두엽 기능 등 두뇌의 전체 영역을 골고루 사용하도록 다채롭게 만들어져 있습니다.

치매는 누구에게나 찾아올 수 있는 반갑지 않은 손님입니다. 특히 스트레스가 많은 현대사회에서 그 발병 위험은 갈수록 높아지고 있지요. 뇌 운동이 중요한 이유가 바로 여기에 있습니다. 매일 규칙적으로 뭔가를 하며 머리를 쓰는 일은 뇌를 튼튼하게 하는 운동(brain fitness)이 됩니다. 이러한 운

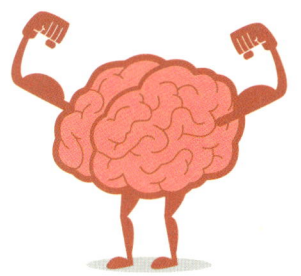

동은 뇌 건강을 유지하는 데 매우 큰 효과를 내지요.

사실 평생교육이라는 마음가짐으로 두뇌 운동을 게을리하지 않는 것이야말로 뇌 건강을 유지하는 비결 아닌 비결이라 할 수 있을 것입니다. 그런 의미에서 이 책은 치매를 두려워하는 분들에게 매우 유용한 학습지가 될 것으로 생각합니다.

특히 50세 이상 성인 중에서 기억력 저하를 걱정하거나 가벼운 인지장애가 있는 분이라면 이 책을 이용해 보시라고 권하고 싶습니다. 잠시 짬을 내어 매일 문제를 풀어 보는 것만으로도 치매 예방을 위한 좋은 투자가 될 것입니다.

이재홍
서울아산병원 신경과 교수

들어가며

★ 치매란 무엇인가요?

치매란 기억장애를 포함하여 여러 인지기능(언어 능력, 시공간 능력, 전두엽 집행기능)에 장애가 발생하고, 이런 인지장애가 일상생활을 하는 데 지장을 주는 것을 말합니다. 다시 말해 인지장애로 가사생활, 취미생활, 직장생활, 사회생활을 이전처럼 혼자 해낼 수 없고, 다른 사람의 도움이 필요한 상태를 의미합니다.

★ 치매는 어떻게 진행되나요?

치매는 뇌졸중, 감염, 뇌외상 등으로 갑자기 오기도 하지만, 알츠하이머병(Alzheimer's disease)과 같은 경우 대부분 서서히 나타납니다. 그 과정은 보통 '정상 → 주관적 인지장애 → 경도인지장애 → 치매'의 순으로 점진적으로 진행되지요. 현재 자신의 상태가 어느 단계에 이르렀는지 판단하기 위해서는 다음의 세 가지 질문을 해봐야 합니다.

첫째, 기억력 등의 인지장애를 호소하는가?
둘째, 객관적인 인지기능검사(신경심리검사)에서 장애가 나타나는가?
셋째, 일상생활 수행능력에 문제가 있는가?

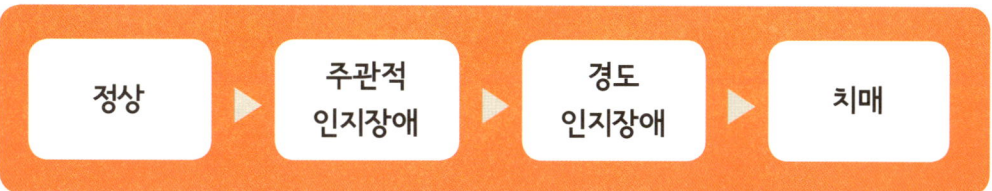

이 세 질문에 따라 각 단계의 상태를 살펴보면, '정상'은 본인이 기억력이나 다른 인지기능의 문제를 주관적으로 호소하지 않고, 객관적인 신경심리검사에서 문제가 나타나지 않으며, 일상생활 수행능력에도 어려움이 없는 상태를 의미합니다.

'주관적 인지장애'는 본인이 기억력이나 다른 인지기능의 문제를 주관적으로 호소하지만, 객관적인 신경심리검사에서는 문제가 나타나지 않고, 일상생활 수행능력도 이전과 같이 잘 유지되는 상태를 말합니다. 정상적인 노화 과정으로 볼 수 있지요.

'경도인지장애'는 치매의 전조 증상을 보이는 단계이기에 주의를 필요로 합니다. 본인 스스로 기억력이나 다른 인지기능에 문제가 있음을 인지하며, 직장 동료나 가까운 보호자처럼 제3자의 눈에도 이상 징후가 감지됩니다. 객관적인 신경심리검사에서도 인지기능의 문제가 발견되나, 일상생활을 하는 데 영향을 미칠 정도는 아니어서 이전과 같은 생활은 유지할 수 있는 상태입니다. 연구마다 조금씩 차이가 있기는 하지만, 65세 이상의 노인 가운데 경도인지장애의 유병률은 약 25%이며, 매년 이들 중 약 10~15%가 치매로 발전하는 것으로 알려져 있습니다. 따라서 경도인지장애 단계라고 해서 안심할 것이 아니라, 치매 예방을 위한 치료 및 보호자의 지속적인 관심이 필요합니다.

'치매'는 본인은 물론이고, 보호자가 보더라도 기억력이나 다른 인지기능의 문제가 뚜렷이 인식되고, 객관적인 신경심리검사에서도 인지장애가 여러 영역에 걸쳐 관찰되며, 이러한 인지장애로 인해 혼자서 일상생활을 수행할 수 없는 상태를 의미합니다.

★ 치매의 원인과 종류는 무엇인가요?

많은 사람이 '치매'를 '병명'으로 알고 있습니다. 하지만 '치매'는 위에서 설명한 것처럼 인지기능에 심각한 장애가 발생하고, 이로 인해 혼자 일상생활을 할 수 없는 '상태'를 의미하는 용어입니다. 이런 '치매' 상태를 발생시키는 질환은 매우 다양합니다. 여러 연구를 통해 지금까지 발견된 질환의 수만 약 50여 종에 이르지요. 우리가 익히 잘 알고 있는 '알츠하이머병' 또한 치매를 일으키는 원인 중 하나입니다. 이처럼 원인이 되는 병이 다양하다 보니, 환자마다 치매로의 진행 양상이 제각각이고, 치료 방법도 달라집니다. 원인 질환에 따라 상태가 계속해서 나빠지고 이전 모습으로 되돌아가지 않는 퇴행성 치매가 있는가 하면, 재활이나 약물을 통해 치료가 가능한 치매도 있습니다.

아래에 치매를 일으키는 다양한 원인 질환 가운데 대표적인 질환 몇 가지를 소개합니다.

• 알츠하이머병 (Alzheimer's disease)

알츠하이머병은 퇴행성 치매의 대표적인 질환입니다. 치매의 절반 이상이 알츠하이머병으로 인해 나타나지요. 이 병에 걸리면 뇌에 아밀로이드(amyloid)라는 이상 단백질이 생겨나고 쌓이면서 정상 뇌세포가 손상됩니다. 진행은 서서히 이루어지는데, 제일 먼저 기억장애가 발생합니다. 이후 이름 대기 장애, 계산 능력의 저하, 방향감각의 저하가 나타나고, 나중에는 남을 의심하거나 공격적인 행동을 보이는 행동장애가 동반됩니다. 그리고 이러한 증상들이 심해지면서 종국에는 독립적으로 일상생활을 할 수 없게 됩니다.

• 혈관 치매 (Vascular dementia)

혈관 치매는 뇌졸중(뇌출혈, 뇌경색)과 같은 뇌혈관 질환에 의하여 뇌 조직이 손상을 입어 치매가 발생하는 경우를 총칭합니다. 종류가 매우 다양한데, 대표적으로는 뇌로 향하는 큰 혈관들이 반복적으로 막히면서 생기는 다발성 뇌경색 치매(multi-infarct dementia), 한 번의 뇌경색으로 인하여 치매가 생기는 전략적 뇌경색 치매(single strategic infarct dementia), 작은 혈관의 막힘이 반복되어 서서히 치매가 생기는 피질하 혈관 치매(subcortical vascular dementia)가 있습니다.

혈관 치매는 갑자기 발생하는 경우가 많으며, 상당 부분 진행되고 나서야 증상이 인지되는 알츠하이머병과 달리 초기부터 한쪽 신체의 마비 증상, 구음장애, 보행장애, 시야장애 등 신경학적인 증상을 동반하는 경우가 많습니다. 뇌졸중이 발생하였다고 해서 반드시 혈관 치매가 되는 것은 아니며, 뇌졸중 발생 후에 객관적인 신경심리검사에서 인지장애가 관찰되며, 이런 인지기능의 문제로 인해 혼자 일상생활을 하기 어려운 상태일 때 혈관 치매로 진단될 수 있습니다. 뇌졸중이 발생했을 당시에는 인지기능에 문제가 발견되었더라도 시간이 지남에 따라서 호전되는 경우도 있기 때문에, 일정 시간이 지난 후에 자세한 신경심리검사를 통해 인지기능의 문제를 확인해야 합니다.

• 전두측두치매 (Frontotemporal dementia)

전두측두치매는 두뇌의 전두엽에서부터 측두엽까지 위축이 발생하여 이로 인해 인지장애가 생기는 것을 말합니다. 첫 증상은 주로 성격 변화나 이상행동으로 나타나며, 판단력이 떨어지고 감정 조절 및 충동 억제가 잘되지 않아 사람들과의 관계에서 문제가 생기고, 보호자를 곤란하게 하는 경우가 많습니다. 평균 발병 연령은 50-60대로 젊은 편입니다.

★ 뇌의 구조와 역할은 무엇인가요?

아주 오래전 사람들은 인간의 생각과 행동의 원천이 심장이라고 생각했습니다. 그러나 뇌 과학이 발전함에 따라 그것이 심장이 아닌 뇌가 하는 일이라는 것이 밝혀졌지요. 말하고, 기억하고, 판단하는 인간의 모든 행동은 바로 우리 몸무게의 2%밖에 되지 않는 뇌의 활동으로 결정됩니다.

더불어 뇌 과학은 뇌의 구조와 기능 또한 밝혀내었습니다. 인간의 뇌는 상황에 따라서 여러 구조가 동시에 협력하여 기능하기도 하지만, 기본적으로는 각자 서로 다른 기능을 맡으며 분화되어 있습니다. 대표적인 예가 바로 왼쪽 뇌(좌반구)와 오른쪽 뇌(우반구)입니다.

왼쪽 뇌

왼쪽 뇌는 주로 언어와 관련된 기능을 맡고 있습니다. 역사적으로 볼 때 뇌의 인지기능에 대한 연구는 언어에서 시작되었습니다. 따라서 언어기능을 맡는 뇌를 '우세반구'라고 부릅니다. 언어기능이란 사람들과 대화할 때 자신이 하고 싶은 말을 유창하게 표현하고, 상대의 말을 이해하여 상황이나 문장에 맞게 단어를 표현하는 능력을 의미합니다. 학습된 언어를

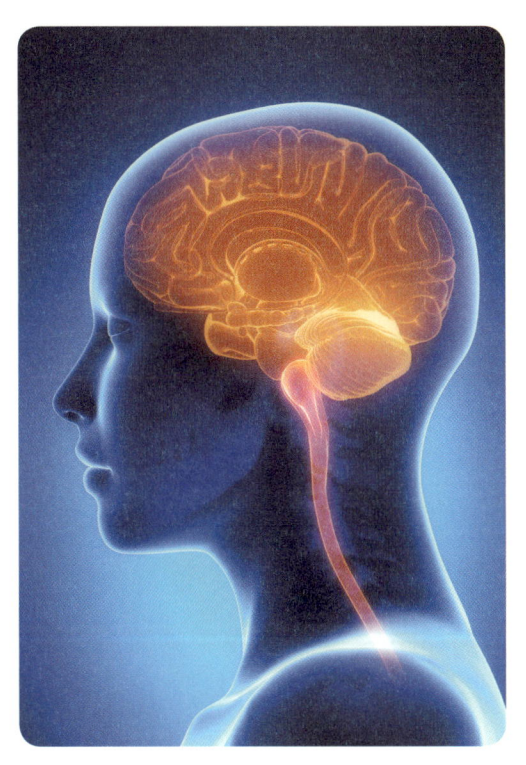

읽고 쓰는 것 또한 포함되지요.

왼쪽 뇌가 하는 일 중 무엇보다 중요한 것은 말이나 글로 이루어진 정보를 듣고 저장한 뒤, 필요할 때 꺼내어 쓸 수 있도록 하는 일입니다. 즉, 왼쪽 뇌는 언어적 정보의 학습과 기억 면에서 핵심적인 역할을 맡고 있습니다.

대부분의 사람은 왼쪽 뇌가 우세반구이며, 오른손잡이 중 96%가 왼쪽 뇌에서 언어기능을 맡고 있습니다. 그렇다면 왼손잡이인 사람은 어떨까요? 많은 사람이 왼손잡이는 오른손잡이와 반대로 오른쪽 뇌에서 언어기능을 맡고 있을 거라고 오해합니다. 그러나 왼손잡이도 70%의 사람들은 왼쪽 뇌에서 언어기능을 맡고 있습니다.

그 밖에도 왼쪽 뇌는 숫자의 계산, 자기 신체의 위치나 이름을 인식하는 일, 도구를 사용하는 방법을 익히고 필요할 때 이를 자연스럽게 사용하도록 하는 일 등 다양한 역할을 맡고 있습니다. 예를 들어 똑같이 젓가락을 보았을 때 우리나라 사람과 서양인의 반응이 어떻게 다를지 한번 떠올려 보세요. 처음 본 젓가락을 어떻게 쓸지 몰라 당황해하는 서양인과 달리, 우리나라 사람은 능숙하게 사용할 수 있을 것입니다. 심지어 젓가락으로 물건을 집는 것을 떠올리기만 해도 뇌가 반응하여 손이 저절로 움직이지요. 그 역할을 왼쪽 뇌가 담당하고 있습니다.

오른쪽 뇌

오른쪽 뇌는 비언어기능을 담당하고 있습니다. 역사적으로 오른쪽 뇌는 비언어기능을 담당하는 '비우세반구'이기 때문에 언어기능을 담당하는 왼쪽 뇌보다 상대적으로 덜 주목을 받았습니다. 그래서 오른쪽 뇌의 기능 연구는 비교적 늦게 이루어졌습니다.

오른쪽 뇌의 기능은 시각적·공간적 정보의 처리와 관계가 있습니다. 사물을 보고 그것이 무엇인지, 또는 사람을 보고 그가 누구인지 알아보는 '무엇what'에 대한 정보처리를 맡고 있지요. 또한 약도나 그림과 같은 2차원 공간에서 사물의 위치를 찾거나, 3차원 공간 내에서 길을 잃지 않고 목적지까지 찾아갈 수 있도록 하는 '어디where'에 대한 정보처리도 담당합니다. 오른쪽 뇌는 이렇게 처리된 시공간 정보를 저장한 뒤에 나중에 필요할 때 꺼내어 쓸 수 있도록 해 줍니다. 시각적 기억 면에서 중요한 역할을 하는 셈이지요. 우리가 갔던 길을 잃어버리지 않고 다음에 다시 찾아갈 수 있는 것도 모두 오른쪽 뇌가 잘 작동한 덕분입니다.

더불어 오른쪽 뇌는 정서나 음악, 미술과 같은 예술적 활동에서도 핵심적인 역할을 합니다.

★ 대뇌는 어떻게 구성되어 있을까?

사람의 뇌는 우리 몸무게의 2% 밖에 차지하지 않지만 심장에서 20%의 혈액을 공급받고 신체가 사용하는 에너지의 25%를 소비하는 부분입니다. 대뇌의 내부 구조를 살펴보면 바깥쪽에 있는 회백질이라는 부분과 안쪽에 있는 백질이라는 부분으로 나눌 수 있습니다. 둘 중에서 바깥쪽에 있는 회백질 부분이 중요한데 이 부분이 바로 인지기능을 담당합니

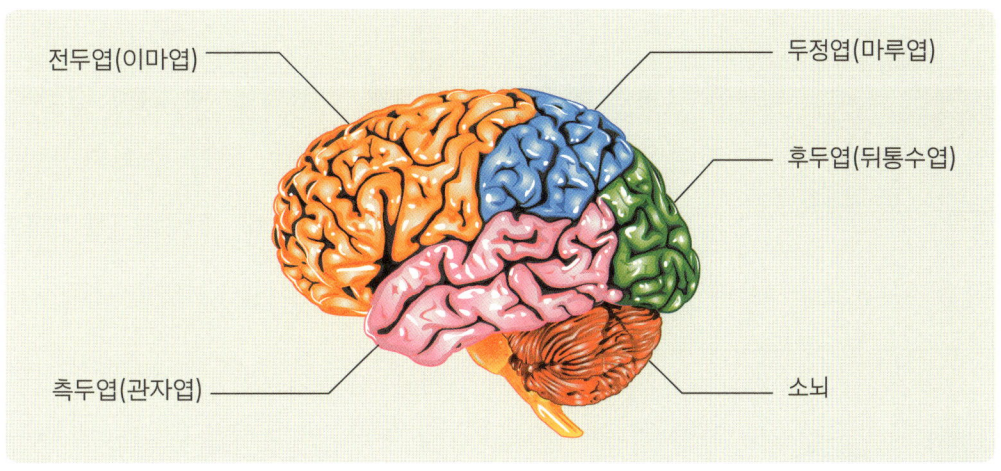

다. 백질은 멀리 떨어져 있는 뇌의 바깥쪽 부분들끼리 정보를 주고 받을 수 있도록 연결해 주는 역할을 합니다. 뇌의 표면이라고 할 수 있는 회백질은 평평한 구조로 되어 있지 않고 구불구불하게 주름져 있어서 더 많은 정보를 효과적으로 처리할 수 있게 만들어져 있습니다. 위쪽으로 올라온 부분은 이랑이라고 부르고 계곡처럼 안쪽으로 들어가 있는 부분을 고랑이라고 부릅니다. 대뇌는 비교적 크게 움푹 들어간 고랑을 따라서 몇 개의 구조물로 나눌 수 있습니다. 가장 앞쪽에 있는 부분을 전두엽(이마엽)이라 부르는데 전두엽은 어떤 목표를 설정하고, 그 목표를 이루기 위해 계획하고, 전략을 짜는 역할을 하고 상황을 판단하고 결정하는 것과 같은 역할을 하게 됩니다. 뇌의 관리자와 같은 역할을 맡고 있다고 할 수 있습니다. 전두엽의 뒤쪽에 있는 부분을 두정엽(마루엽)이라고 부르는데 왼쪽 두정엽은 계산하기, 읽고 쓰기, 도구사용과 관련된 기능, 오른쪽 두정엽은 길찾기 같은 '어디'와 관련된 정보처리를 담당하게 됩니다. 양쪽 귀 옆에 있는 측두엽(관자엽)의 안쪽 깊숙한 곳에 해마라는 중요한 부분이 있는데, 이 부분은 새로운 정보를 학습하고 저장하는 데 핵심적인 역할을 하게 됩니다. 뇌의 가장 뒤쪽에 있는 후두엽(뒤통수엽)은 눈으로 들어온 시각적 정보를 받아서 처리하는 데 중요한 역할을 하게 됩니다.

★ 인지기능과 뇌

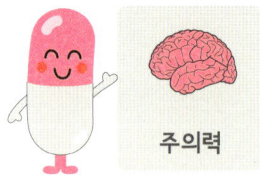
주의력은 모든 인지과제를 수행하는 데 있어 기본이 되는 필수 기능으로, 문제를 푸는 동안 주의가 분산되지 않도록 집중력을 발휘하게 해 줍니다. 특정 영역을 떠나 모든 뇌 영역이 주의력과 관련되어 있다고 볼 수 있습니다.

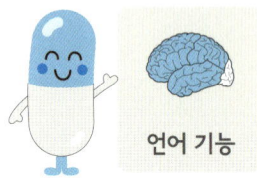
언어기능은 대화할 때 말을 유창하게 하고, 상대의 말을 잘 이해하며, 단어를 적절하게 표현하는 능력을 말합니다. 뿐만 아니라 읽고, 쓰고, 계산하는 능력까지 포함하지요. 주로 왼쪽 뇌의 기능과 관계가 있습니다. 왼쪽 뇌의 전두엽(이마엽)은 말하기, 측두엽(관자엽)은 언어 이해하기, 단어 말하기, 두정엽(마루엽)은 읽기, 쓰기, 계산하기 등을 담당합니다.

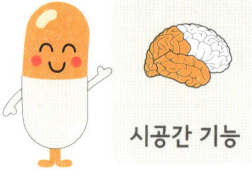
시공간기능은 시각적으로 제시되는 2차원 그림 혹은 물체를 지각하고 인식하는 능력부터, 3차원 공간에서 길을 찾거나 레고 블록을 조립하는 등의 능력을 모두 포함합니다. 주로 오른쪽 뇌의 기능과 관계가 있습니다. 오른쪽 뇌의 측두엽(관자엽)은 물체를 지각하고 인식하는 능력, 두정엽(마루엽)은 공간에서 길을 찾거나 블록을 조립하는 능력을 담당합니다.

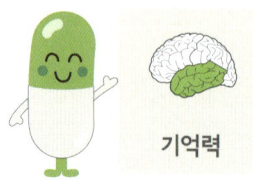
기억력은 새로운 정보를 학습하여 잘 저장해 두었다가 나중에 필요할 때 다시 꺼내어 사용하게 하는 기능입니다. 크게 언어 정보를 기억하는 언어적 기억력과 시각 정보를 기억하는 시각적 기억력으로 나눌 수 있습니다. 주로 해마를 포함하는 양쪽 측두엽(관자엽)이 담당하는데, 왼쪽 측두엽(관자엽)은 언어적 기억력과, 오른쪽 측두엽(관자엽)은 시각적 기억력과 관계가 있습니다.

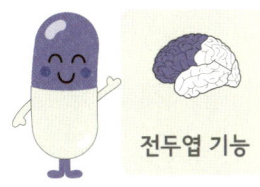

전두엽기능은 다른 말로 집행기능이라고 불려지는데, 세상을 살아가면서 목표를 세우고, 목표에 도달하기 위한 계획을 짜고, 그중에서 가장 좋은 방법을 선택하고, 실제로 실행을 하고, 실행한 방법이 잘 되었는지 평가하는 모든 과정과 관련된 기능입니다. 따라서 뇌의 오른쪽, 왼쪽 전두엽(이마엽)이 모두 관련될 수 있습니다.

★ 신경세포(neuron)는 어떻게 생겼나요?

사람의 신경계는 중추신경계와 말초신경계로 이루어져 있는데, 뇌는 그중에서도 중추신경계에 속해 있습니다. 그리고 이런 신경계를 구성하는 가장 작은 단위가 바로 '신경세포(neuron)'입니다. 사람의 뇌는 약 1천억 개의 신경세포가 조직적으로 연결된 구조를 띠고 있습니다. 신경세포는 '세포체', '수상돌기', '축삭'이라는 구조물로 이루어져 있으며, 신경세포 간의 연결 부위를 '시냅스'라 부르는데, 각각의 신경세포들이 이를 통해 서로 정보를 주고받을 수 있습니다.

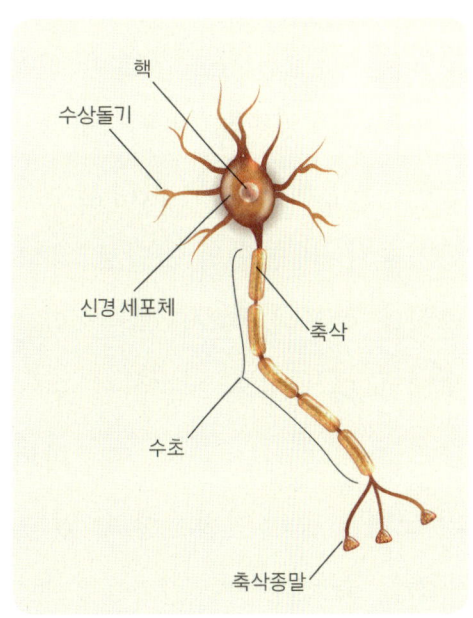

그 과정을 자세히 살펴보면, 우선 자극을 받은 신경세포가 전기신호를 만들어 세포 내에서 전기적 메시지를 전달합니다. 이렇게 만들어진 전기신호는 신경전달물질이라는 화학적 메시지로 바뀌어 다른 신경세포로 전달되지요. 이러한 메시지 전달은 시냅스라는 연결고리가 빽빽하게 많을수록, 또 연결된 신경세포가 손상 없이 튼튼할수록 더 빠르게 전달되어 뇌가 효율적으로 기능하게 됩니다. 반대로 노화나 질병으로 인해 신경세포가 손상되었거나, 시냅스 연결이 끊어졌거나 느슨할수록 뇌 기능이 제대로 작동되지 않고 효율이 떨어집니다.

★ 인지훈련이 중요한 이유는 무엇인가요?

과연 뇌도 훈련을 통해 튼튼해질 수 있을까요? 마치 신체 운동을 하면 몸의 기능이 향상되는 것처럼 말입니다. 이처럼 인지훈련은 인지기능을 향상시키기 위해 지속적인 뇌 운동을 하는 활동을 의미합니다. 기억력, 집중력, 시공간 능력, 언어 능력 및 문제 해결 능력 등 다양한 인지기능을 집중적으로 훈련해 기능을 향상하거나 유지하는 것이지요.

과거에는 인간의 뇌 기능은 나이가 들수록 저하되고, 한 번 저하된 기능은 다시 되돌릴 수 없다는 생각이 지배적이었습니다. 하지만 최근 과학기술과 뇌 연구의 발달로 뇌 가소성(뇌가 변화할 수 있다)에 대한 연구가 활발히 이루어지면서, '뇌는 일생동안 변화하며, 학습과 환경의 변화를 통해 뇌의 변화를 이끌어낼 수 있다'는 증거들이 대거 등장하였습니다. 그리고 이제 뇌는 한 번 안정화되면 변화하지 않는 기관이 아니라, 우리의 노력을 통해 변화시킬 수 있는 기관으로 인식되고 있습니다.

최근 축적된 연구 결과들을 보면, 노년기에서도 뇌 가소성의 잠재력이

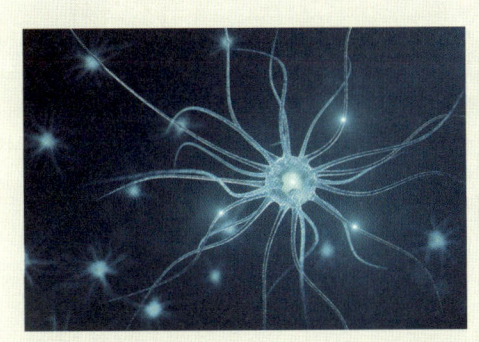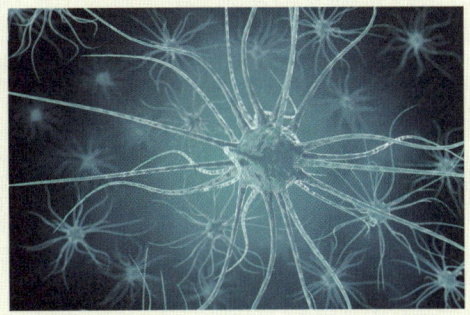

지속적인 인지훈련을 할 때 뇌 속에서 일어날 수 있는 신경망 변화(시냅스 증가)

발견되었으며, '인지훈련이 노년기의 인지기능 저하를 막을 수 있고, 치매의 발병을 늦추는 효과를 보였다'는 보고도 다수 등장합니다. 초기 치매와 경도인지장애 환자를 대상으로 한 연구들 역시 '인지훈련이 저하된 인지기능을 회복시키는 데 효과가 있다'고 밝히고 있으며, 뇌 영상 분석과 같은 최신 기술을 통해 뇌의 직접적인 변화가 입증되기도 했습니다.

이런 맥락에서 기억력, 주의력, 언어 능력 등과 같은 여러 가지 인지훈련 과제를 꾸준히, 그리고 열심히 수행하면 신경세포 간의 연결고리가 튼튼해지고(시냅스의 수가 증가하고), 뇌세포 수가 증가하는 등 뇌에 변화가 일어납니다. 그리고 이러한 변화는 인지기능의 향상으로 이어집니다.

더욱 놀라운 것은 이런 뇌의 변화가 젊은 사람뿐 아니라 노인에게서도 나타난다는 사실입니다. 그렇기 때문에 꾸준하게 인지훈련을 반복한다면 우리 뇌의 시냅스 연결고리를 더욱 튼튼하게 만들 수 있고, 노화로 인해 뇌 기능이 저하되어 치매에 이르는 일 역시 막을 수 있을 것입니다.

★ 치매 예방 문제집 ≪365 브레인 피트니스≫ 활용방법

치매 예방 문제집 ≪365 브레인 피트니스≫는 뇌의 전반적인 영역을 모두 활용할 수 있도록 인지기능을 향상시킬 수 있는 다양한 문제들로 구성되어 있습니다. 목표는 매일 3쪽씩 꾸준히 문제를 푸는 것으로, 하루는 주의력, 언어기능, 시공간기능, 전두엽기능 중 3개의 인지기능을 훈련할 수 있도록 구성되어 있고, 또 하루는 기억력 훈련이 필수적으로 포함되어 있으며, 주의력, 언어기능, 시공간기능, 전두엽기능 중 1개의 인지기능을 함께 훈련할 수 있게 되어 있습니다.

매일 꾸준히 신체적인 운동을 하면 점차 몸에 근육이 생겨 튼튼해지고 건강을 오래도록 유지할 수 있습니다. 마찬가지로 뇌 운동도 매일 꾸준히 하면 뇌에 근육이 만들어집니다. 인지기능 향상에 도움이 되는 문제들을 푸는 것만으로 뇌 기능을 향상할 수 있다는 말입니다. 365일 동안 꾸준히 브레인 피트니스를 실천함으로써 뇌를 튼튼하게 만들고 뇌 건강을 유지하도록 돕는 것이 이 책의 목적입니다.

누구나 손쉽게 뇌를 단련하자!

치매는 눈에 보이지 않게 서서히 진행되며, 뇌에서 문제가 발생한 지 약 10여 년이 지나서야 겉으로 문제가 드러나는 경우가 많습니다. 그렇다면 어떻게 치매를 막을 수 있을까요? 치매 예방의 가장 좋은 길은 남아 있는 건강한 뇌세포를 잘 관리하는 것입니다. 따라서 일찍부터 브레인 피트니스를 시작하는 것이 좋습니다.

≪365 브레인 피트니스≫는 치매 예방을 원하는 분이나 현재의 인지기능을 잘 유지하여 건강한 노후를 보내길 원하는 분들을 위해 만들어졌습니다. '요즘 자꾸 깜박깜박하는데 이게 혹시 치매는 아닐까?', '나중에 내가

혹시 치매 환자가 되는 건 아닐까?'라고 걱정만 하고 계시는 분이 있다면 아직 늦지 않았으니 지금 바로 브레인 피트니스를 시작하시면 됩니다.

매일 20분 정도의 시간을 투자하여 정해진 분량의 문제를 풀어 보세요. 물론 시작이 반이라는 말이 있긴 하지만, 치매 예방 문제집 《365 브레인 피트니스》의 핵심은 "매일", "꾸준히" 하는 것입니다. 매일 꾸준히 해야만 의미 있는 변화가 일어나기 때문에 하루도 빠짐없이 뇌 운동을 하는 것이 중요합니다. 그러기 위해서는 꾸준한 노력이 필요합니다.

이 책에는 다양한 난이도의 문제가 섞여 있기 때문에 어떤 문제는 너무 쉽게 느껴질 수 있고, 또 어떤 문제는 너무 어렵게 느껴질 수도 있습니다. 다양한 난이도의 문제를 풀어 보는 것이 뇌에 자극이 되고 도움이 되므로, 쉬운 문제는 가벼운 마음으로 풀어 보시고 어려운 문제는 도전하는 마음으로 풀어 보시기 바랍니다. 문제를 다 풀기 전에 성급하게 답안지를 보지 마시고, 최대한 답을 찾고자 노력하여 하루의 분량을 다 마친 후에 답을 확인해 보세요. 정답을 맞히는 것도 좋은 훈련이 되지만 왜 틀렸는지 이유를 확인하고 찾아가는 과정 역시 훌륭한 뇌 훈련이 되기 때문에 틀렸다고 실망하거나 좌절하지 않으셨으면 합니다. 열심히 고민해 보아도 틀린 부분이 이해가 되지 않는다면 가족들(배우자, 자녀, 손주 등) 또는 친구에게 질문하여 꼭 이해하고 넘어가세요. 뇌에 더욱 단단한 근육이 생기게 될 것입니다.

치매 예방 문제집 《365 브레인 피트니스》는 한 권당 한 달 동안 풀 수 있는 문제를 담았으며, 총 12권의 책으로 구성될 예정입니다.

부디 이 책을 통해 건강하고 활기찬 노년을 즐기시길 바랍니다.

저자 일동

일러두기 – 꼭 읽어주세요!

1. 《365 브레인 피트니스》는 **한 권당 1개월** 과정입니다.

2. 《365 브레인 피트니스》는 **하루에 3쪽씩** 주의력, 언어기능, 시공간기능, 기억력, 전두엽기능 중 2~3개의 인지기능을 매일 훈련할 수 있는 문제로 만들어졌습니다.

3. 《365 브레인 피트니스》는 **다양한 난이도**의 문제가 섞여 있습니다. 다양한 난이도의 문제를 풀어 보는 것이 뇌에 자극이 되고 도움이 되기 때문입니다.

4. 《365 브레인 피트니스》는 **문제를 다 풀기도 전에 성급하게 답안지를 확인하지 않는 것**을 권합니다. 정답을 맞히는 것도 좋은 훈련이 되지만 왜 틀렸는지 이유를 확인하고 찾아가는 과정 역시 훌륭한 뇌 운동이 될 수 있습니다. 답을 맞히지 못했다고 실망하거나 좌절하지 마시고, 주위 분들에게 질문하여 꼭 이해하고 넘어가세요. 뇌에 더욱 단단한 근육이 생기게 될 것입니다.

5. 《365 브레인 피트니스》는 **"매일", "꾸준히"** 하는 것이 **핵심**입니다. 1년 365일 동안 브레인 피트니스(뇌를 튼튼하게 하는 운동)를 실천함으로써, 건강한 뇌를 유지하는 데 도움을 받으실 수 있을 것입니다.

365 Brain Fitness
365 브레인 피트니스
03

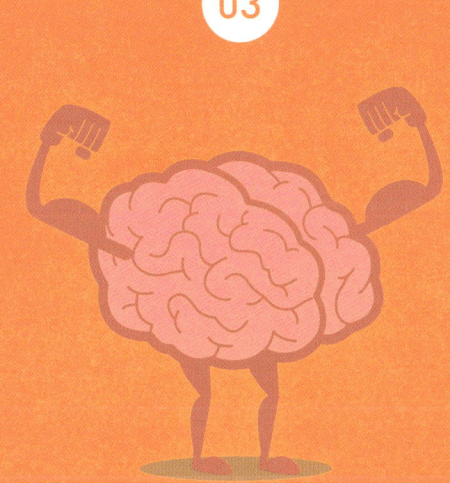

튼튼하고 건강한 뇌를 위해
1년 365일 매일매일 꾸준히 문제를 풀어보세요!

자, 그럼 시작해볼까요?

1일

날짜: ____년 ____월 ____일 ____요일 날씨: ____
시작 시각: ____시 ____분   마친 시각: ____시 ____분

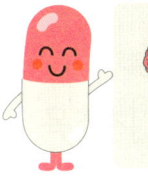
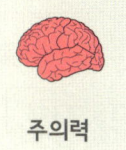
주의력

다음은 사다리 타기 게임입니다. 각 숫자와 짝을 이루는 동물의 이름을 (   )에 적어 보세요.

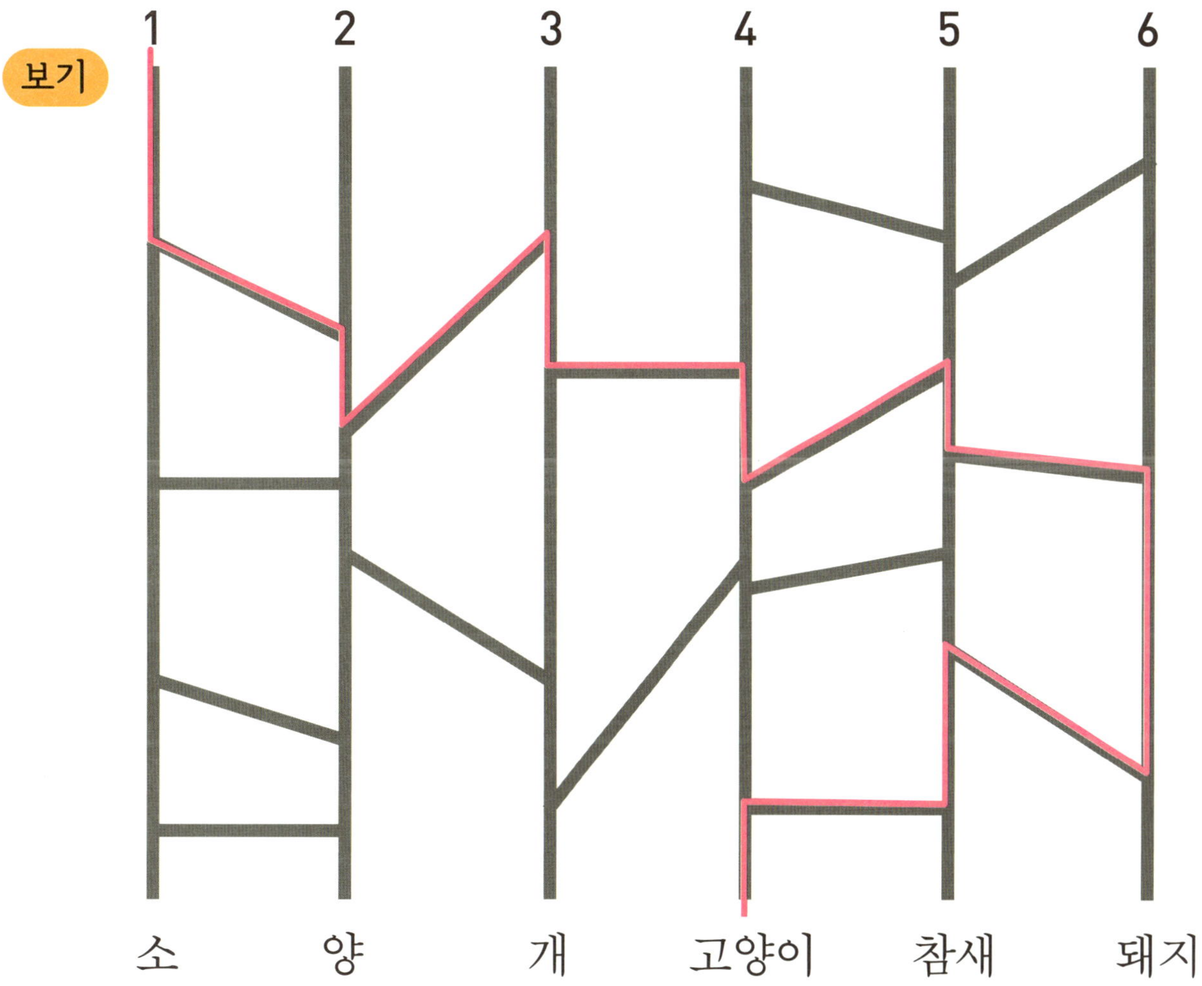

보기

1 2 3 4 5 6

소   양   개   고양이   참새   돼지

1. (고양이)   2. (   )   3. (   )
4. (   )   5. (   )   6. (   )

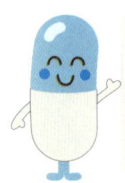 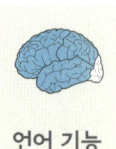
언어 기능

다음 문제를 풀어보세요. 보기 에서 골라 답을 적어 보세요.

보기

바나나, 체리, 맑은 하늘, 숯, 코끼리, 해바라기, 겨울 눈, 피, 잔디, 연필심, 고추장, 시금치, 시멘트, 중앙선, 개나리, 오이, 먹물, 옥수수 알갱이, 바다

1. 노란색을 띠는 것들을 적어 보세요.
   ➡

2. 빨간색을 띠는 것들을 적어 보세요.
   ➡

3. 무채색(흰색, 회색, 검은색)을 띠는 것들을 적어 보세요.
   ➡

시공간 기능

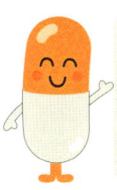

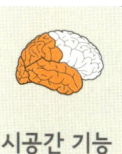

다음 왼쪽 상자에는 어떤 도형들이 겹쳐 있는지 **보기** 에서 찾아 그려 보세요.

보기

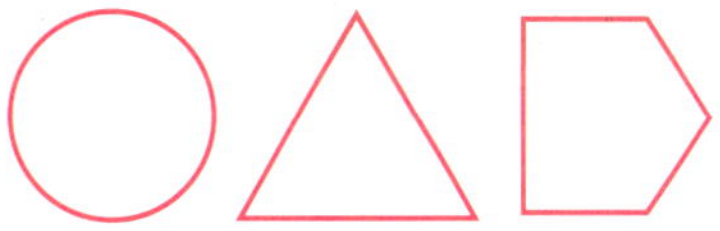

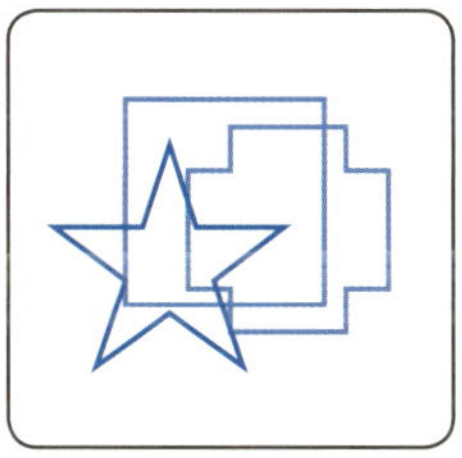

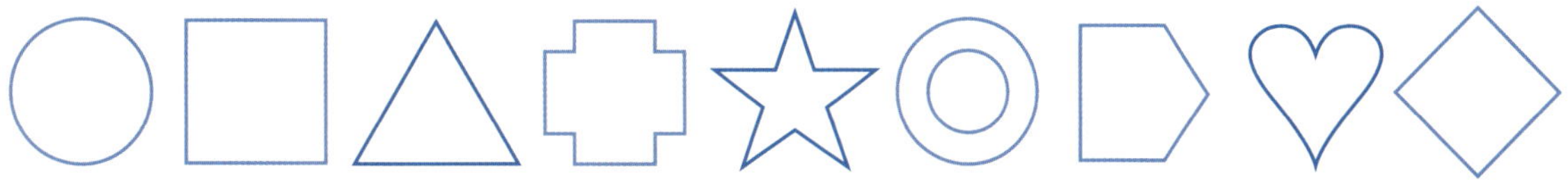

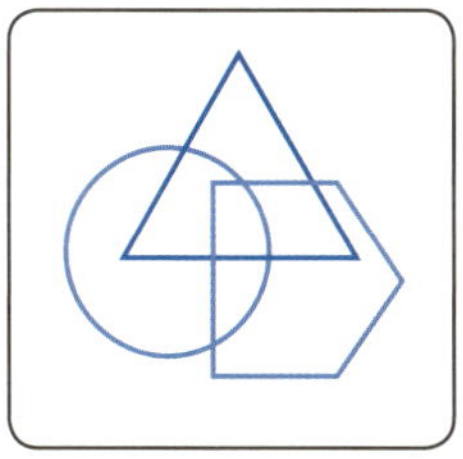

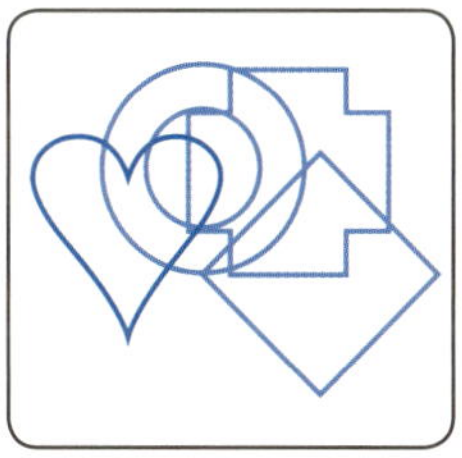

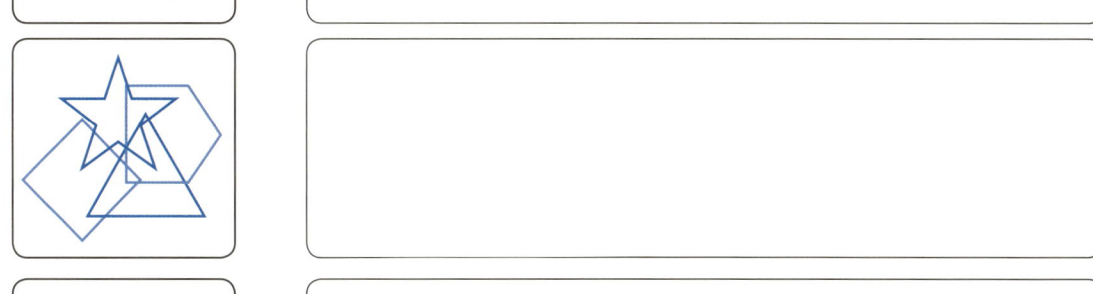

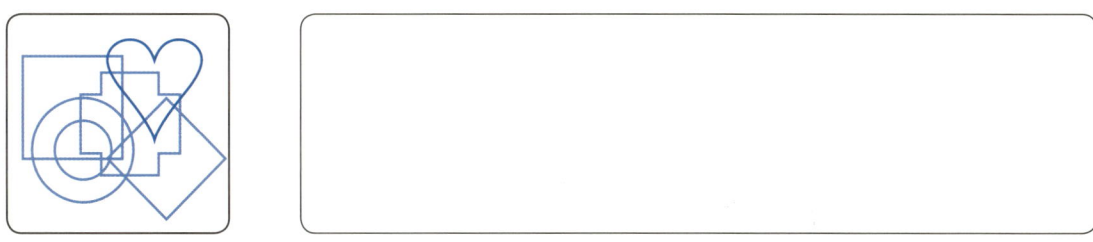

2일

날짜: _____ 년 ___ 월 ___ 일 ___ 요일   날씨: _____
시작 시각: ___ 시 ___ 분   마친 시각: ___ 시 ___ 분

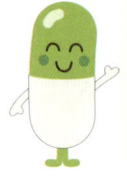 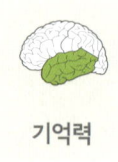
기억력

다음은 멸종 위기 동물들입니다. 동물들의 생김새와 이름을 잘 기억해 두세요.

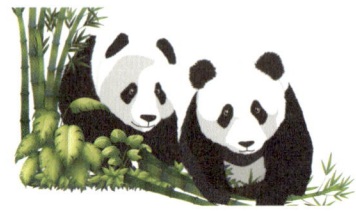
쓰촨
자이언트판다

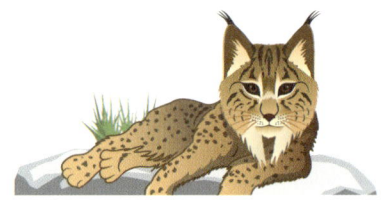
이베리아
스라소니

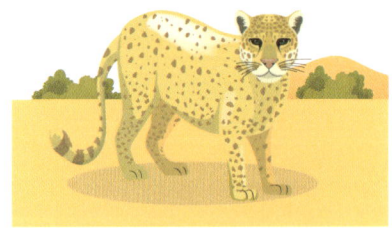
아무르
표범

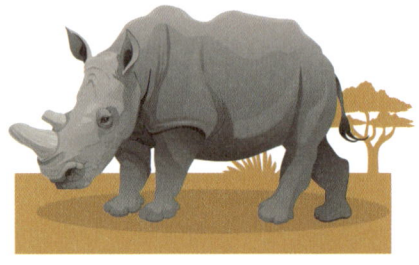
사하라
북부흰코뿔소

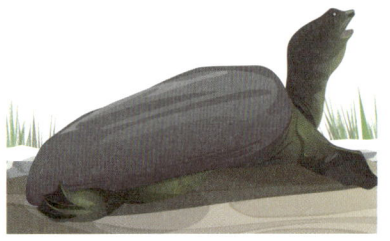
양쯔강
대왕자라

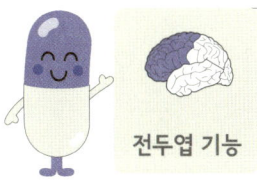

건물 짓기 게임을 해 볼까요? 1층, 2층, 3층짜리 건물 3채를 한 줄로 나란히 세우려 합니다(단, 같은 열과 행에는 같은 층수의 건물을 세울 수 없습니다). 아래 그림처럼 왼쪽에서 볼 때 건물 1채가 보이고, 오른쪽에서 볼 때 건물 2채가 보인다면, 3채의 건물이 각각 어떤 순서로 세워진 것일까요?

■ 위와 같은 방식으로 아래의 문제를 풀어 보세요. 빈칸에 어떤 건물이 들어갈지 건물의 층수를 적어 보세요.

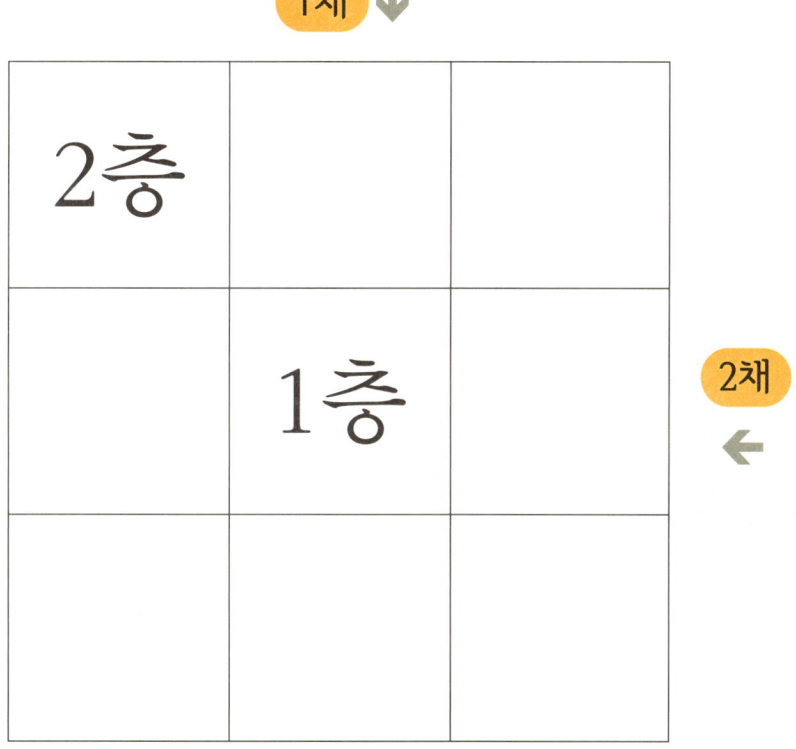

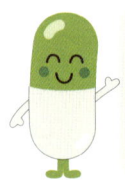 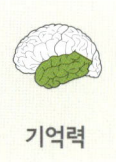

기억력

앞 장(26쪽)에서 본 멸종 위기 동물과 이름을 알맞게 연결해 보세요.

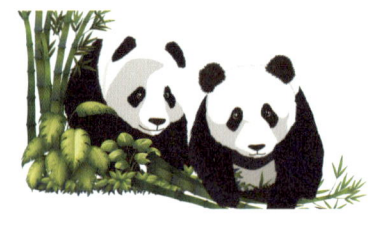

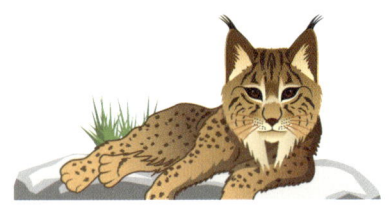

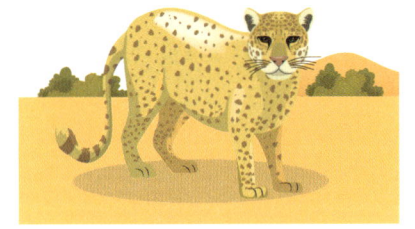

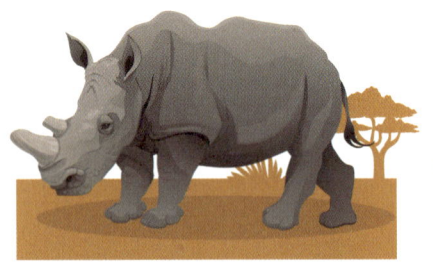

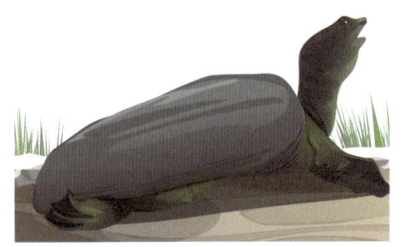

아무르 • • 대왕자라

이베리아 • • 북부 흰코뿔소

사하라 • • 표범

쓰촨 • • 자이언트 판다

양쯔강 • • 스라소니

3일

날짜: _____ 년 _____ 월 _____ 일 _____ 요일   날씨: _____
시작 시각: _____ 시 _____ 분   마친 시각: _____ 시 _____ 분

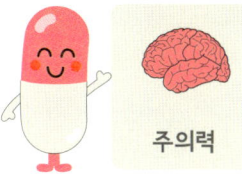

다음 그림에서 이와 같은 크기인 ♥를 모두 찾아 ○표시해 보세요. 그리고 모두 몇 개인지 개수도 적어보세요. (   ) 개

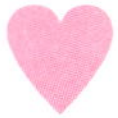

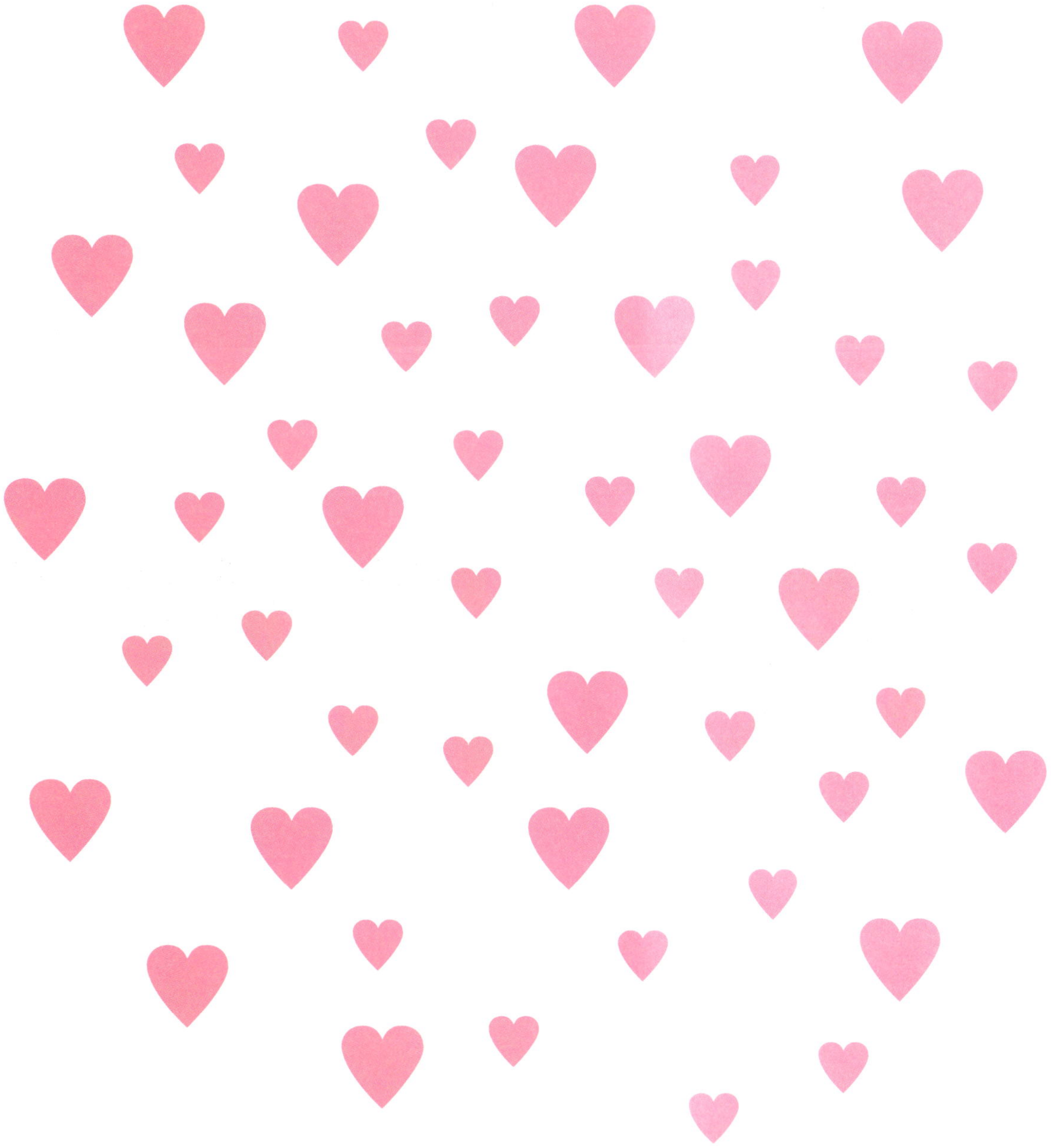

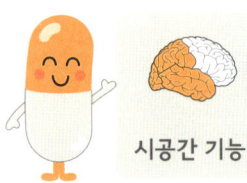 다음 그림에서 얼굴이 다른 한 사람을 찾아 ○표시 해 보세요.

1.

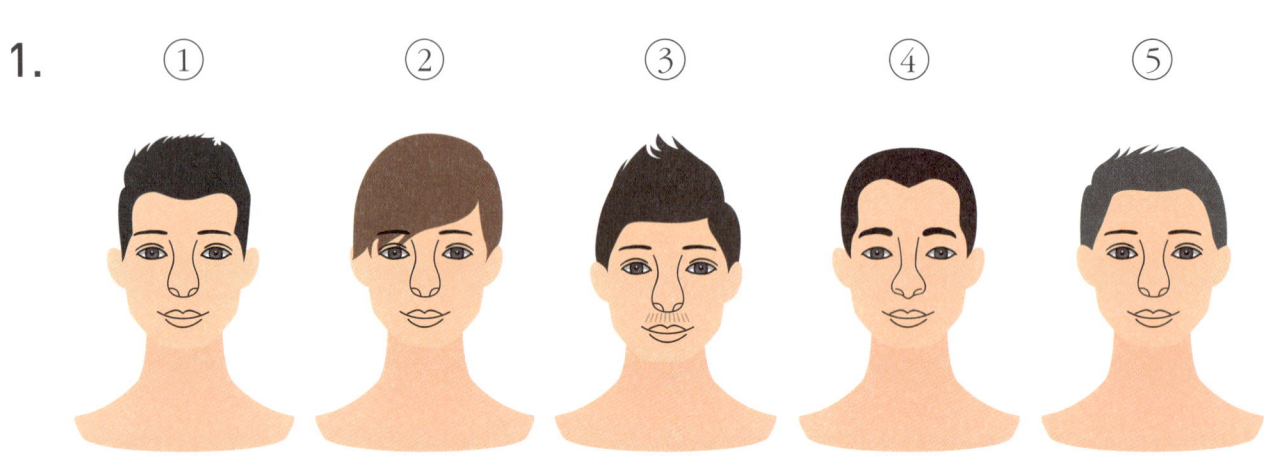

2.

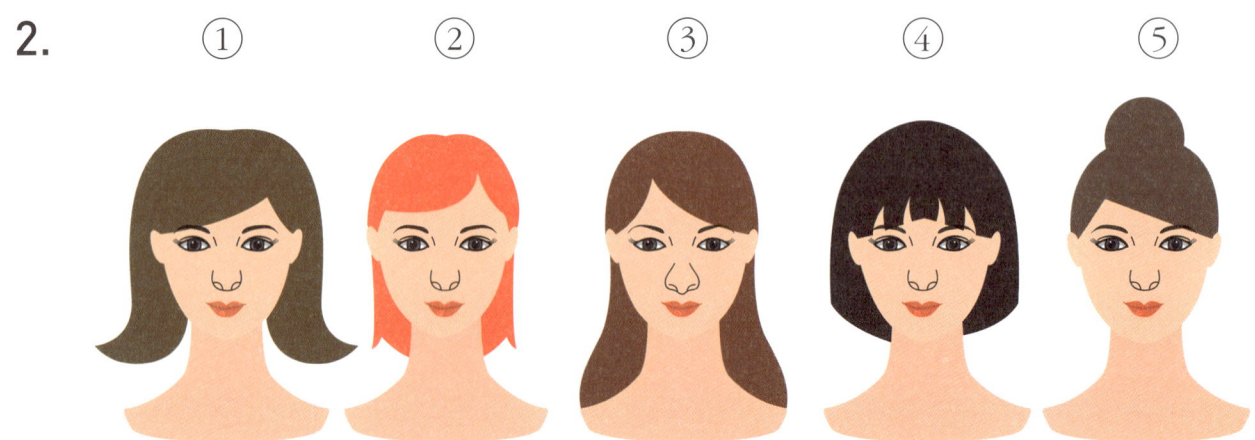

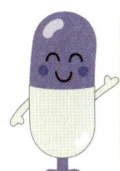 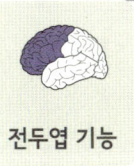

다음에서 색 구슬들의 위치가 변하는 것을 잘 보고 ?에 들어갈 구슬을 골라 ○표시해 보세요.

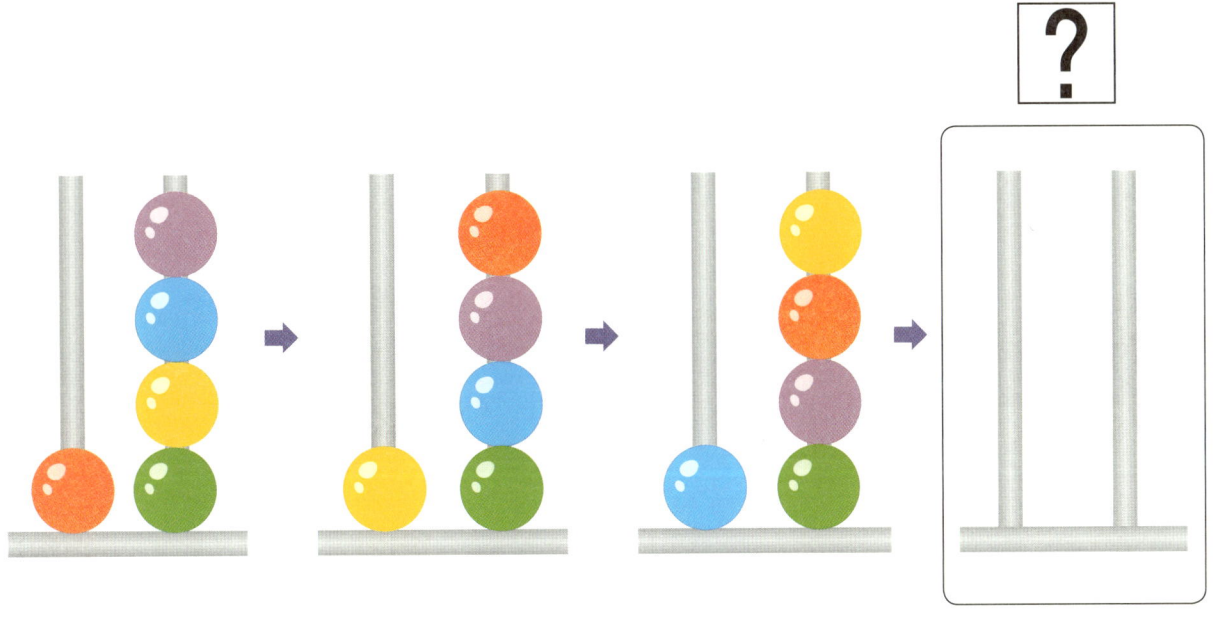

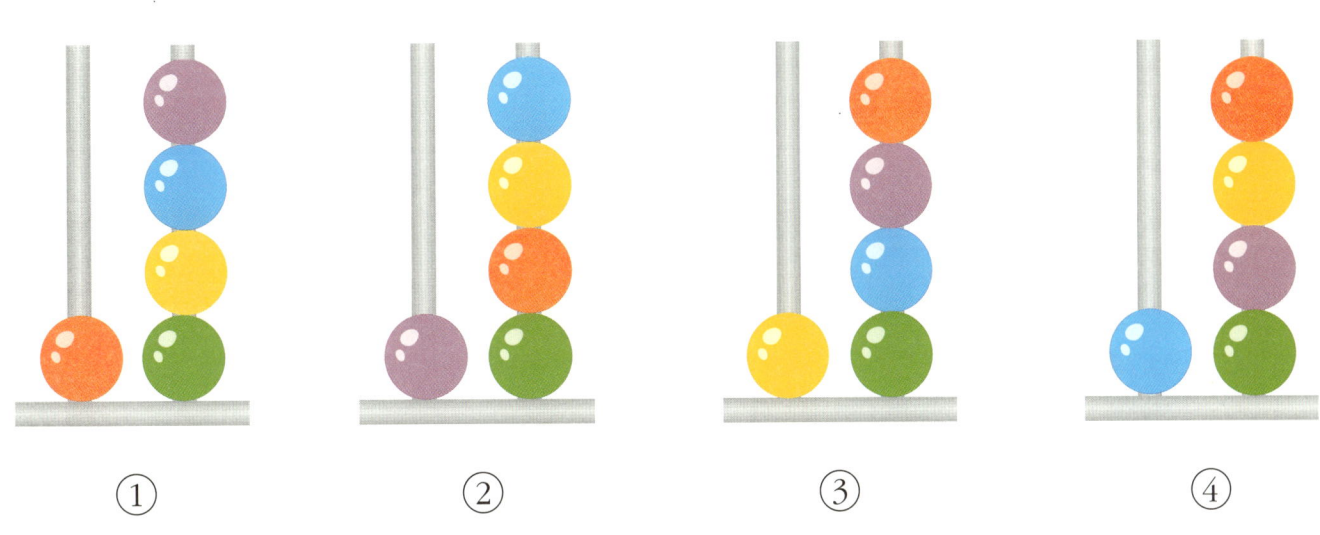

① ② ③ ④

4일

날짜: _____ 년 _____ 월 _____ 일 _____ 요일   날씨: _____
시작 시각: _____ 시 _____ 분   마친 시각: _____ 시 _____ 분

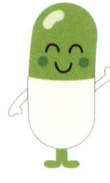

기억력

왼쪽의 기호는 일기예보에 새로 사용할 날씨 기호입니다. 각 날씨에 맞는 기호를 잘 기억해 두세요.

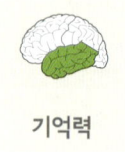	흐리고 먹구름이 가득한 날
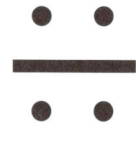	구름 한 점 없는 맑은 날
	바람 불고 비가 많이 오는 날
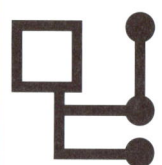	천둥 번개가 치는 날
	눈이 내리는 날
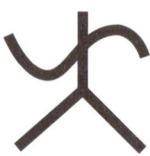	맑다가 갑자기 소나기가 쏟아지는 날

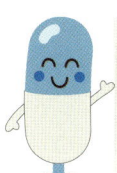 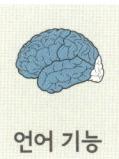

보기를 참조하여 제시한 자음과 모음을 한 번씩만 사용하여 단어를 만들어 빈칸에 적어 보세요.

보기

ㄱㅇㅏㅣ → | 아 | 기 |

ㄴㅂㅏㅣ → | 나 | 비 |

ㄱㄹㅁㅇㅏㅜ → | 강 | 아 지 | (강아지)

ㄴㄹㅁㅏㅣㅣ → | 미 | 나 | 리 |

ㄱㄷㄹㅅㅏㅗㅣ → | 도 | 시 | 락 |

ㅁㅇㅊㅏㅣ → | 참 | 외 |

ㄴㅅㅇㄱㅍㅓㅣ → | 세 | 탁 | 기 |

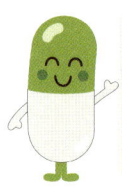 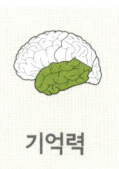 기억력 앞 장(32쪽)에서 새로운 날씨 기호를 보고 기억하였습니다. 각 날씨에 해당하는 기호와 뜻을 연결해 보세요.

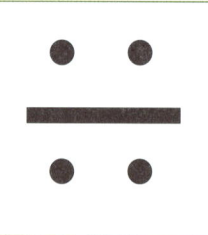 •   • 맑다가 갑자기 소나기가 쏟아지는 날

 •   • 눈이 내리는 날

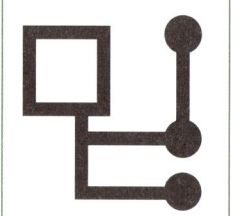 •   • 바람 불고 비가 많이 오는 날

 •   • 구름 한 점 없는 맑은 날

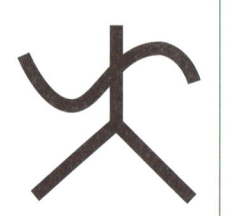 •   • 흐리고 먹구름이 가득한 날

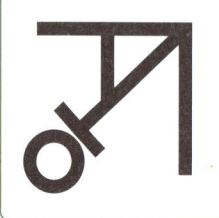 •   • 천둥 번개가 치는 날

5일

날짜: _____ 년 ___월 ___일 ___요일   날씨: _____
시작 시각: ___시 ___분   마친 시각: ___시 ___분

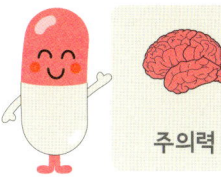
주의력

다음 표에는 두 자릿수 숫자들이 적혀 있습니다. 각각의 자릿수를 더한 값이 10인 숫자를 찾아 ○표시해 보세요.

28	45	77	85	13	20
11	88	91	27	45	64
39	15	63	49	74	18
30	73	21	10	57	29
54	94	66	24	46	36
26	41	33	19	52	70
55	12	40	71	65	82

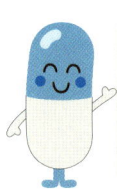 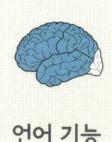 다음에서 우리가 실제로 사용하지 않는 비단어를 모두 찾아 ○표시해 보세요.
(비단어란? 자음과 모음의 조합으로 만들 수 있지만, 실제로는 존재하지 않고 사용하지 않는 단어)

체되   눈깔사탕

넙치   도웁

복날   선생님   옥중

보충역   싹하

온게   팔꿈치

가울

체면   잠꼬대

해열제

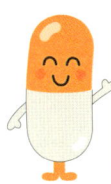 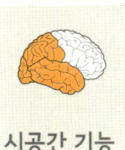

다음 그림을 보고 가장 밑바닥부터 맨 위까지 도형의 색깔을 순서대로 적어 보세요.

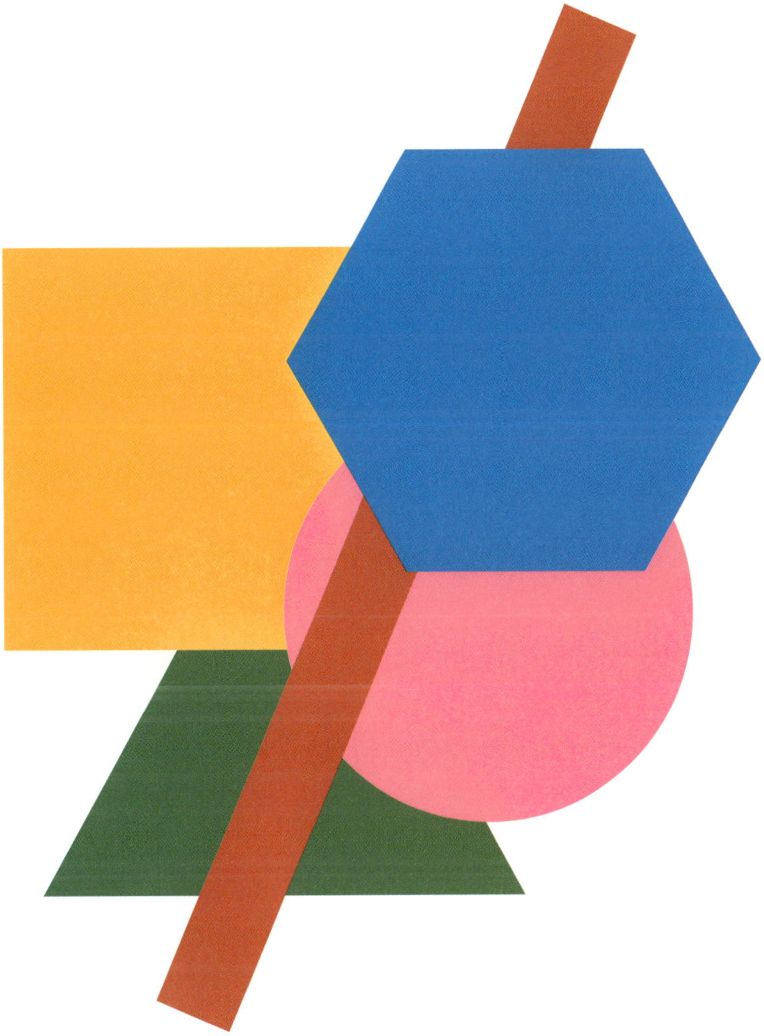

□ → □ → □ → □ → □

6일

날짜: _____년 ___월 ___일 ___요일   날씨: _____
시작 시각: ___시 ___분   마친 시각: ___시 ___분

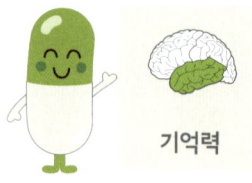

다음은 한용운 시인의 시 '사랑하는 까닭'의 일부입니다. 시를 천천히 또박또박 큰 소리로 읽고 외워 보세요.

내가 당신을 사랑하는 것은
까닭이 없는 것이 아닙니다

다른 사람들은
나의 홍안만을 사랑하지마는
당신은 나의 백발도 사랑하는 까닭입니다

내가 당신을 그리워하는 것은
까닭이 없는 것이 아닙니다

다른 사람들은
나의 미소만을 사랑하지마는
당신은 나의 눈물까지도 사랑하는 까닭입니다

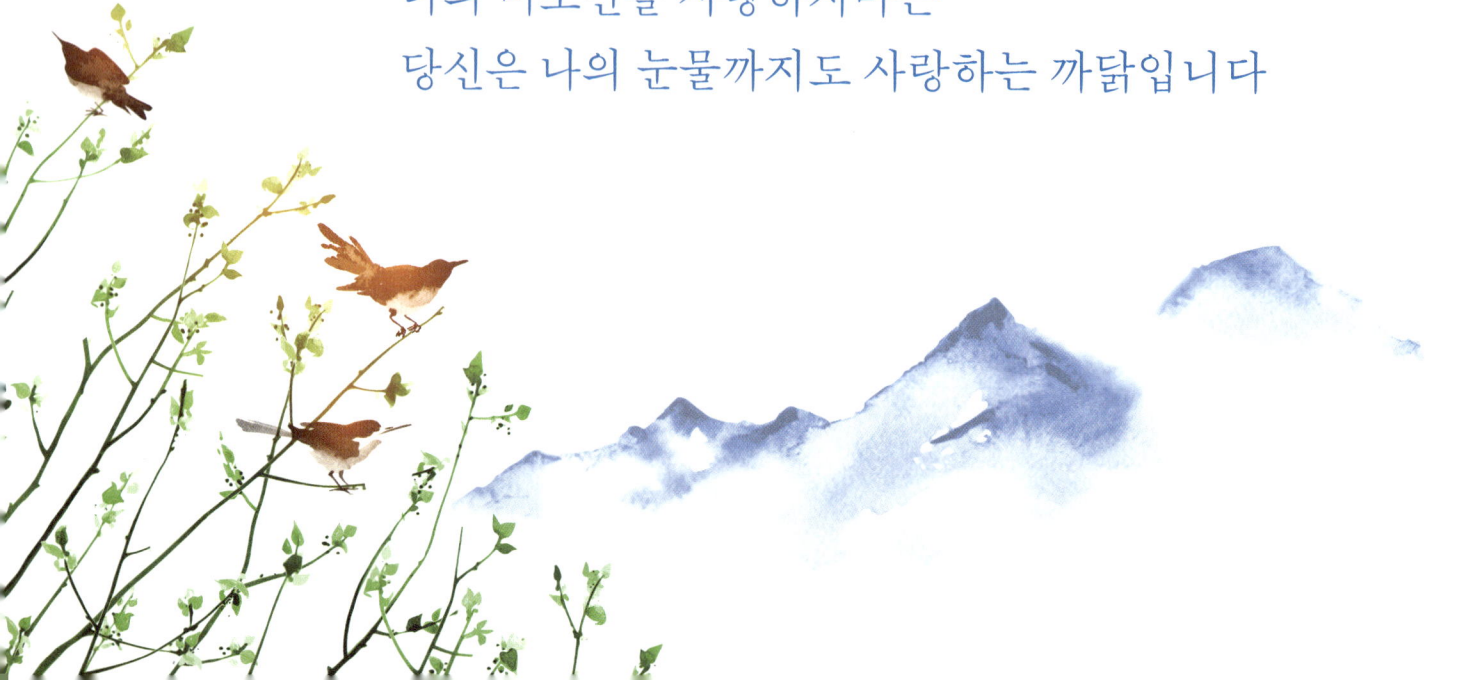

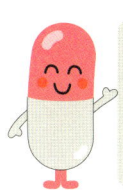 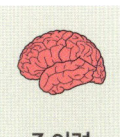

주의력

보기 와 같이 다음 숫자 또는 글자들을 순서대로 써 보고 다시 거꾸로도 적어 보세요.

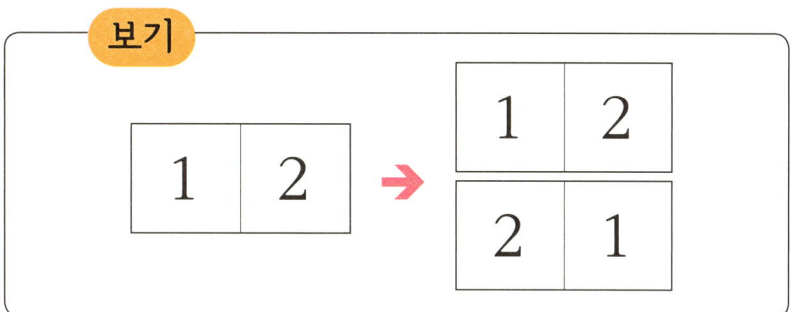

1. | 11 | 15 | 16 | 19 | →

2. | 28 | 34 | 56 | 78 | →

3. | 금 | 수 | 강 | 산 | →

4. | 고 | 맙 | 습 | 니 | 다 | →

5. | 우 | 주 | 탐 | 사 | 선 | →

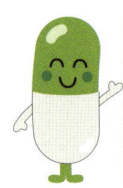 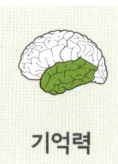

기억력

앞 장(38쪽)에서 암송한 시를 떠올리면서, 다음 질문에 답해 보세요.

1. 시의 제목은 무엇이었나요?
    (   )

2. 시를 지은 작가는 누구인가요? (   )
    ① 김소월   ② 윤동주   ③ 박경리   ④ 한용운

3. 다음 시를 다시 한 번 읽고 (   )를 채워 보세요.

> 내가 당신을 (   )하는 것은
> 까닭이 없는 것이 아닙니다
>
> 다른 사람들은
> 나의 (   )만을 사랑하지마는
> 당신은 나의 (   )도 사랑하는 까닭입니다
>
> 내가 당신을 그리워하는 것은
> 까닭이 없는 것이 아닙니다
>
> 다른 사람들은
> 나의 (   )만을 사랑하지마는
> 당신은 나의 (   )까지도 사랑하는
> 까닭입니다.

7일

날짜: ____년 ____월 ____일 ____요일 날씨: ____
시작 시각: ____시 ____분 마친 시각: ____시 ____분

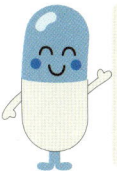 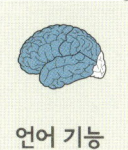

다음 단어들을 국어 사전의 순서대로 나열해 (   )에 적어 보세요.

1. ●구둣솔, 구두창, 구두쇠, 구두코

   구두 ➡ (   ) ➡ (   ) ➡ (   ) ➡ (   ) ➡ (구름)

2. ●너무, 너스레, 너머, 너럭바위

   너 ➡ (   ) ➡ (   ) ➡ (   ) ➡ (   ) ➡ (너울)

3. ●다람쥐, 다도해, 다둥이, 다락방

   다도 ➡ (   ) ➡ (   ) ➡ (   ) ➡ (   ) ➡ (다랑어)

4. ●마련, 마대, 마당, 마라톤

   마늘 ➡ (   ) ➡ (   ) ➡ (   ) ➡ (   ) ➡ (마루)

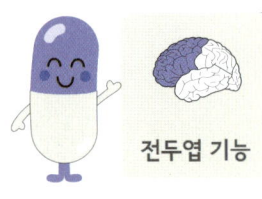

다음은 김밥의 조리법입니다. 그런데 순서가 뒤죽박죽되어 있습니다. 적절한 순서대로 번호를 (   )에 적어 보세요.

(   ) - (   ) - (   ) - (   ) - (   ) - (   )

| 김밥 만들기 조리법 |

1. 도마에 김을 올려놓고, 그 위에 한 줌 정도의 밥을 깔아 준다.

2. 김밥이 터지지 않도록 잘 말아준다.

3. 제일 먼저 고슬고슬하게 지은 밥에 깨, 소금, 참기름으로 양념을 한다.

4. 김밥을 적당한 크기로 썰어서 접시에 담는다.

5. (1) 오이는 깨끗이 씻어 채 썬 다음 소금에 절여 준비한다.

   (2) 어묵과 맛살 또는 햄에 소금을 살짝 뿌리고 프라이팬에 구워 낸다. 계란 지단은 두껍게 익힌 뒤 썰어서 준비한다.

   (3) 단무지는 적당한 크기로 썰어서 준비한다.

6. 준비한 재료들을 밥 위에 올린다.

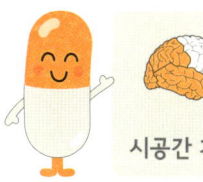

그림을 보고 무엇이 어느 위치에 있는지 확인한 후, 아래 질문에 답해 보세요.

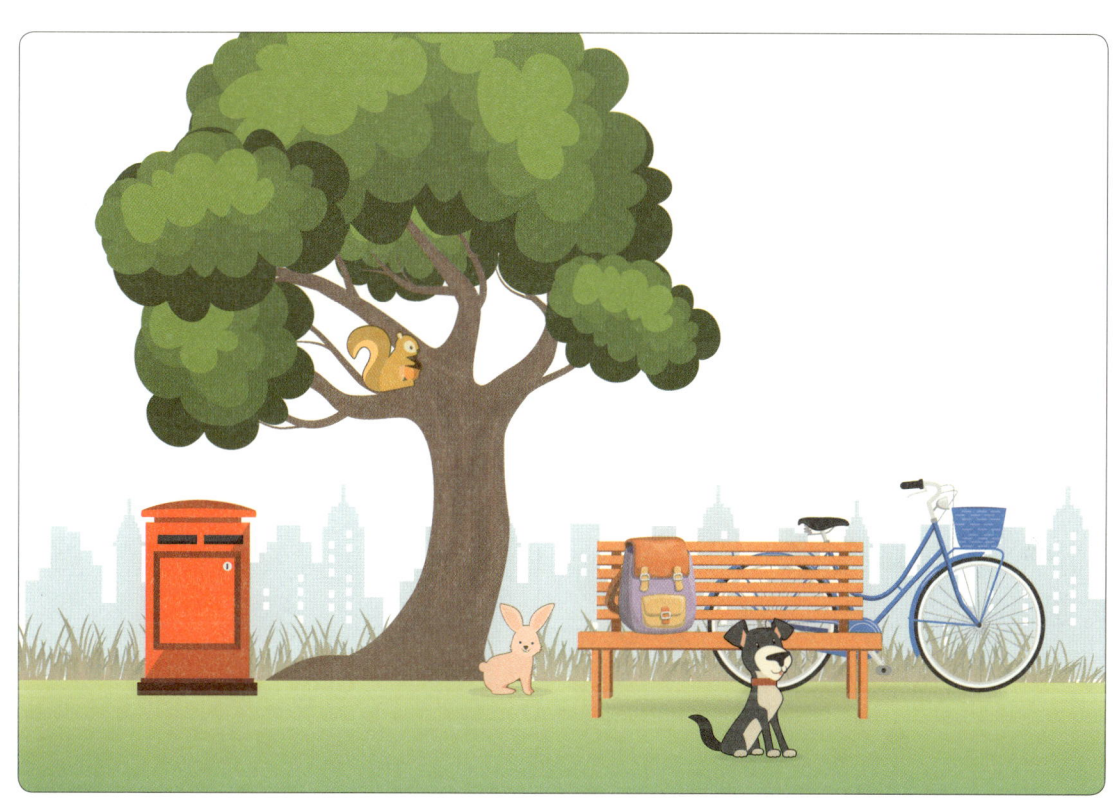

왼쪽 / 오른쪽

1. 벤치 위에는 무엇이 있나요? (   )

2. 개는 무엇의 앞에 있나요? (   )

3. 나무의 왼쪽에는 무엇이 있나요? (   )

4. 나무 위에는 무엇이 있나요? (   )

5. 토끼의 기준에서 벤치는 오른쪽에 있나요? 아니면 왼쪽에 있나요? (   )

6. 자전거는 무엇의 어디에 있나요? (   )

8일

날짜: _____ 년 ___ 월 ___ 일 ___ 요일   날씨: _____
시작 시각: ___ 시 ___ 분   마친 시각: ___ 시 ___ 분

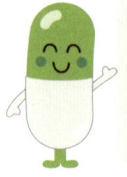
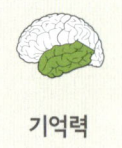
기억력

다음은 강원도 지명과 특산물을 표시한 지도입니다.
지명과 특산물을 짝지어 잘 기억해 두세요.

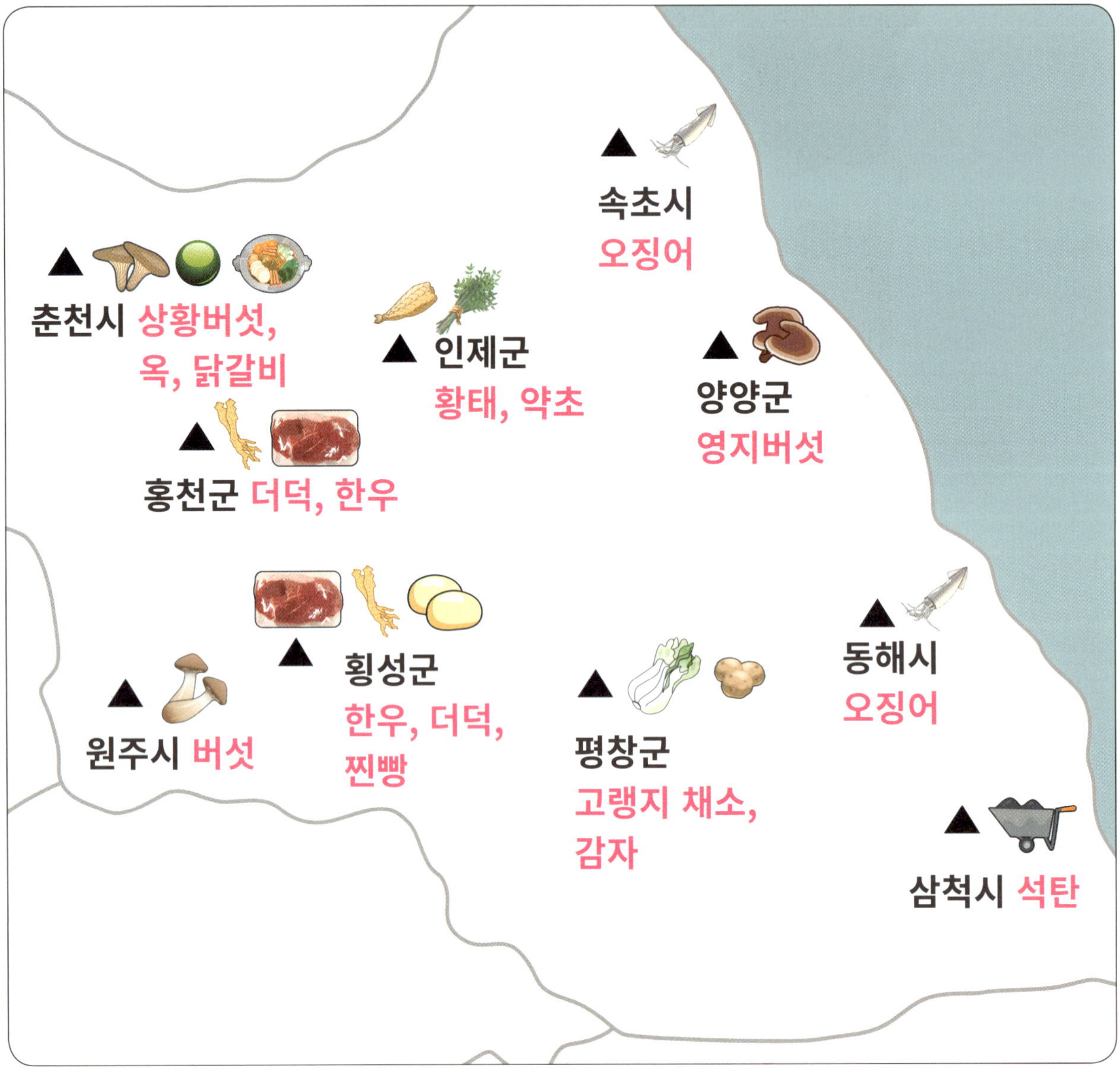

- 춘천시 **상황버섯, 옥, 닭갈비**
- 인제군 **황태, 약초**
- 속초시 **오징어**
- 양양군 **영지버섯**
- 홍천군 **더덕, 한우**
- 원주시 **버섯**
- 횡성군 **한우, 더덕, 찐빵**
- 평창군 **고랭지 채소, 감자**
- 동해시 **오징어**
- 삼척시 **석탄**

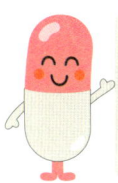 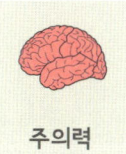

좌우 그림이 대칭을 이루면 ○, 그렇지 않으면 ✕ 표시해 보세요.

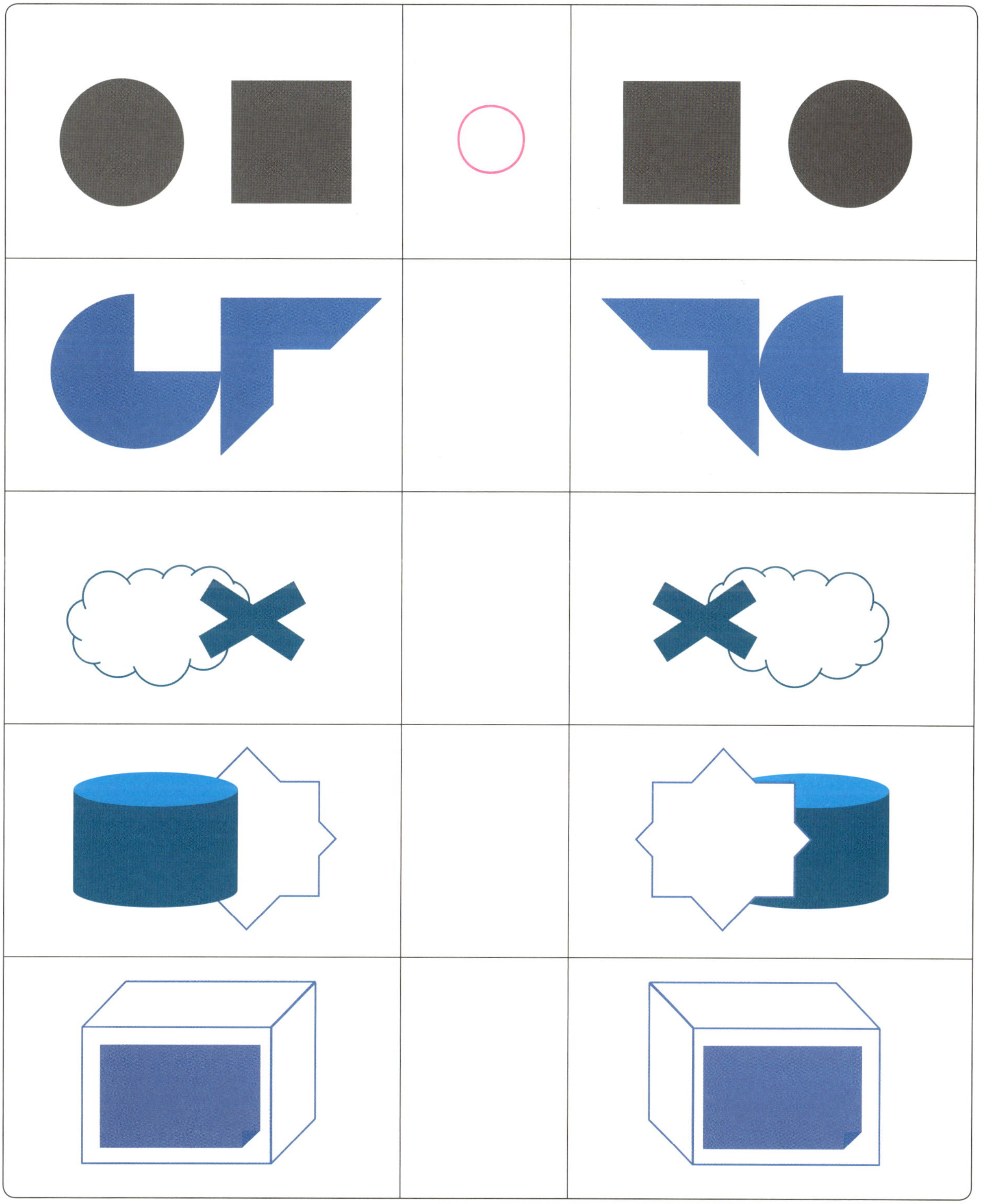

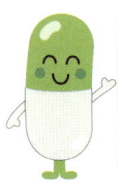 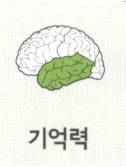 앞 장(44쪽)에서 기억한 지명과 특산물을 떠올리면서 아래 ( )에 답을 적어 보세요.

기억력

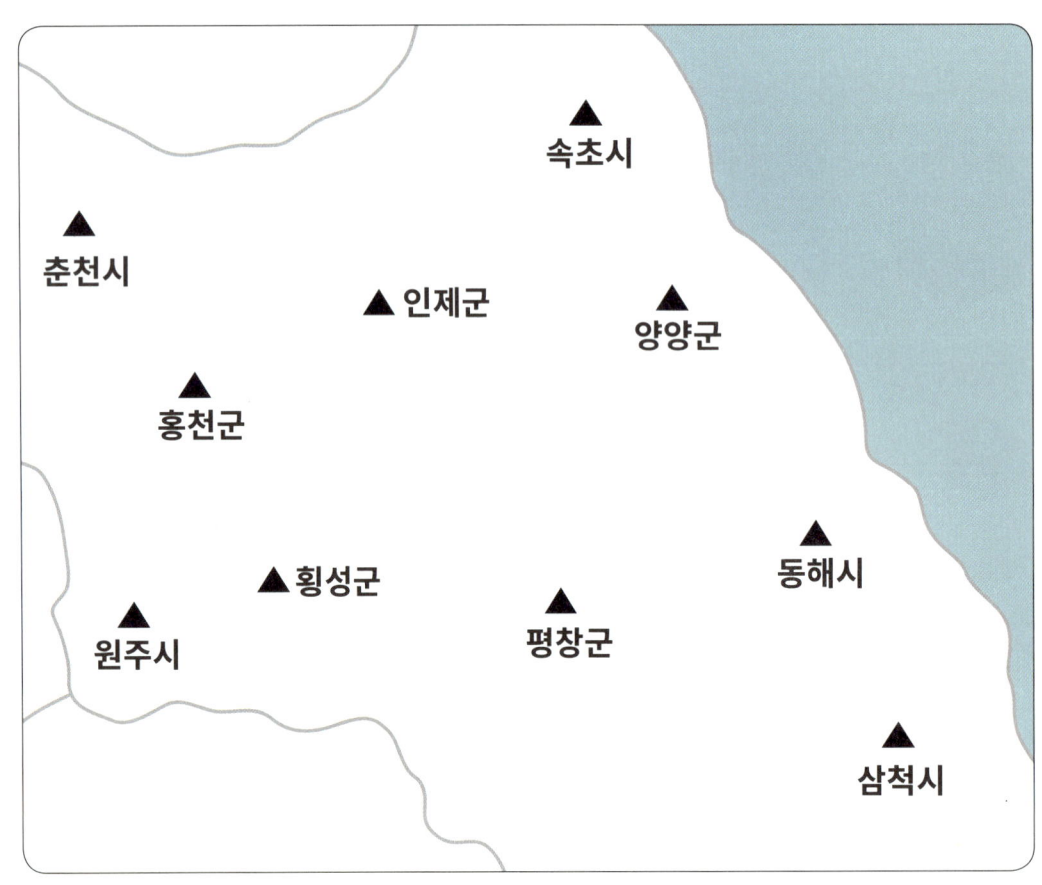

1. 춘천시 : ( ), ( ), ( )   6. 속초시 : ( )

2. 홍천군 : ( ), ( )   7. 양양군 : ( )

3. 원주시 : ( )   8. 평창군 : ( ), ( )

4. 횡성군 : ( ), ( ), ( )   9. 동해시 : ( )

5. 인제군 : ( ), ( )   10. 삼척시 : ( )

9일

날짜: _____년 ___월 ___일 ___요일 날씨: _____
시작 시각: ___시 ___분   마친 시각: ___시 ___분

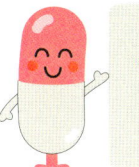
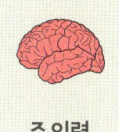

주의력

다음 동그라미 안의 그림을 유심히 살펴보세요. 그 중 중복되지 않는 하나뿐인 그림을 찾아 ○표시해 보세요.

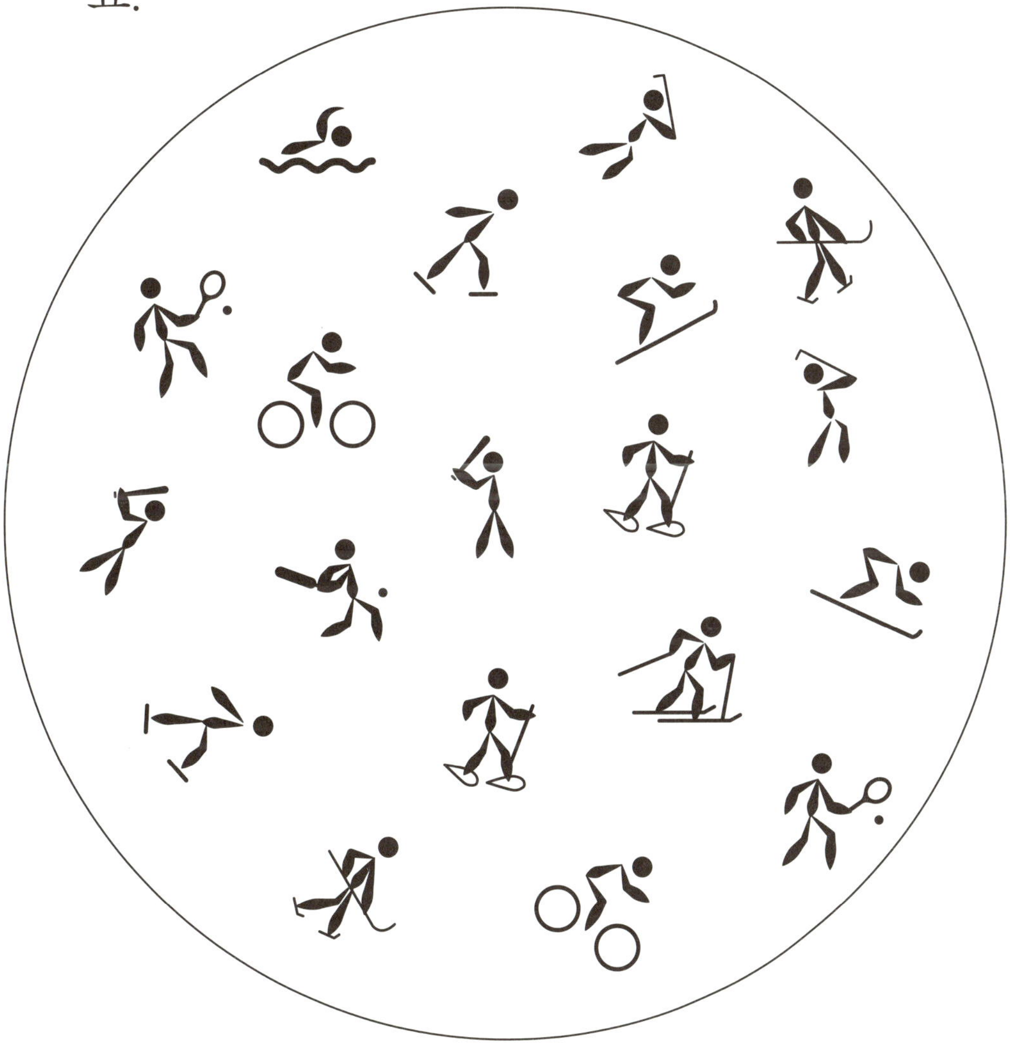

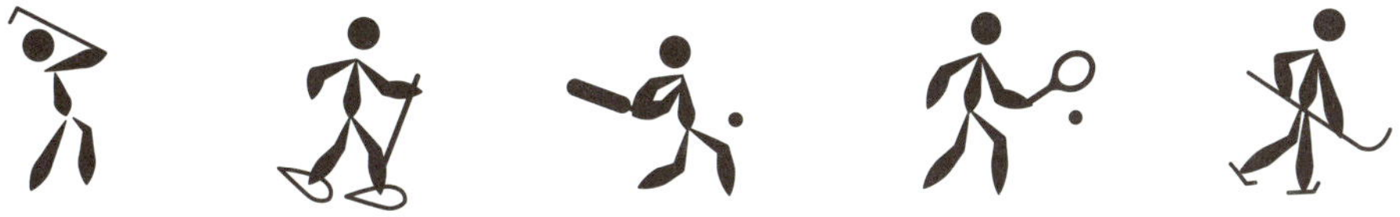

① ② ③ ④ ⑤

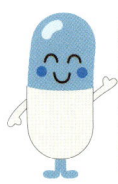 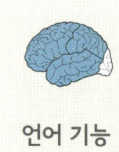

다음 문장에 공통적으로 들어갈 단어를 적어 보세요.

1.
- 그 섬에는 하루에 두 번씩 ____가 들어온다.
- 할아버지는 물이 많고 단 ____를 좋아하신다.

2.
- ____ 덮인 겨울 산이 하얗다.
- 조용히 ____을 뜨고 창문 사이로 흘러드는 달빛을 바라보았다.

3.
- 그 상가를 운영하는 데는 ____가 많이 든다.
- 가끔 ____가 없는 틈을 타 도둑이 침입하곤 한다.

4.
- 이 언덕은 40° 정도 ____를 이루고 있다.
- 명절이거나 마을에 ____가 있을 때면 정자나무 밑에 모여 놀곤 했다.

5.
- 농사를 짓는 ____가 해마다 줄고 있다.
- 헌 ____를 모두 새것으로 바꾸어 놓았더니 집 안 분위기가 밝아졌다.

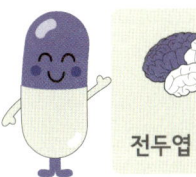

전두엽 기능

4개의 선을 연결하면 다양한 모양을 만들 수 있습니다. 보기를 참조하여 빈칸에 각기 다른 그림을 그려 보세요. (선의 길이가 달라도 괜찮습니다.)

보기

10일

날짜: ___ 년 ___ 월 ___ 일 ___ 요일   날씨: ___
시작 시각: ___ 시 ___ 분   마친 시각: ___ 시 ___ 분

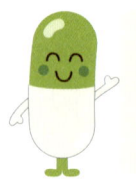 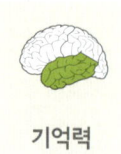
기억력

오늘은 평소 잘 몰랐던 순우리말 단어에 대해 알아보겠습니다. 각 단어를 이용하여 하나의 문장을 만들어 보세요. 문장을 만들면서 새로 익힌 단어도 잘 기억해 두세요.

노루잠 | 깊이 들지 못하고 자꾸 놀라 깨는 잠
➡ 어젯밤은 피곤했는지 노루잠을 잤다.

잡도리 | 단단히 준비하거나 대책을 세움
➡

짓먹다 | 지나치게 많이 먹다
➡

우수리 | 물건값을 제하고 거슬러 받는 잔돈
➡

난달 | 길이 여러 갈래로 통한 곳
➡

시공간 기능

다음 그림에서 이 표정과 같은 기분을 느끼는 얼굴을 찾아 ◯ 표시를 하세요. 이 표정과 같은 기분을 느끼는 얼굴을 찾아 ╳ 표시를 하세요.

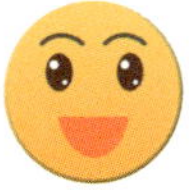

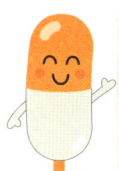

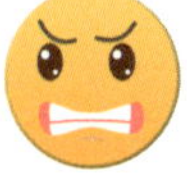

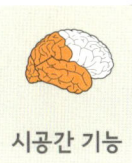

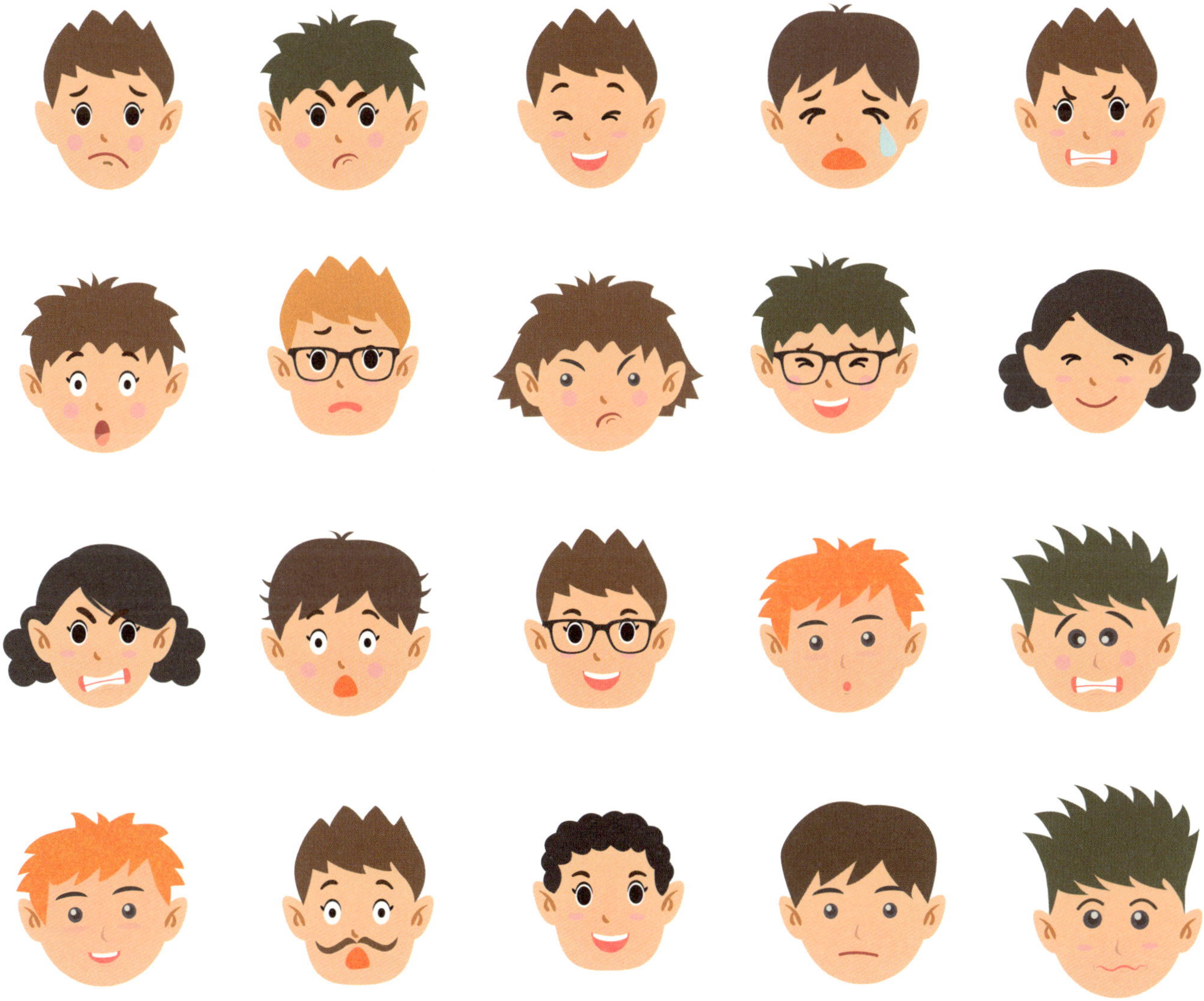

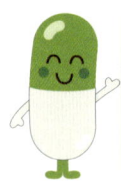 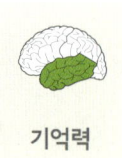 앞 장(50쪽)에서 다섯 가지 순우리말 단어를 익혔습니다. 단어와 뜻을 알맞게 연결해 보세요.

노루잠 •   • 길이 여러 갈래로 통한 곳

잡도리 •   • 깊이 들지 못하고 자꾸 놀라 깨는 잠

짓먹다 •   • 단단히 준비하거나 대책을 세움

우수리 •   • 물건값을 제하고 거슬러 받는 잔돈

난달 •   • 지나치게 많이 먹다

11일

날짜: ___년 ___월 ___일 ___요일 날씨: ___
시작 시각: ___시 ___분 마친 시각: ___시 ___분

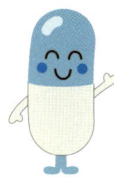 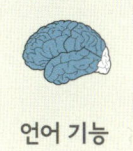

다음 명언을 완성해 보세요. 어떤 단어가 들어가야 하는지 (   )에 적어 보세요.

1. (   )이 무너져도 솟아날 구멍이 있다.

2. 실패는 (   )의 어머니다.

3. 너 (   )을 알라.

4. 인내는 쓰다. 그러나 (   )는 달다.

5. 나는 생각한다. 고로 나는 (   )한다.

6. 침묵은 (   )이다.

7. 무례한 사람의 행위는 내 행실을 바로잡게 해 주는 (   )이다.

8. (   )는 이미 던져졌다.

9. 나의 사전에 (   )이란 없다.

10. 일이 잘못되면 (   )는 제 탓을 하고 소인은 남을 탓한다.

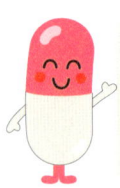 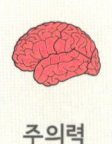

보기의 원피스와 다른 그림을 찾아 ○ 표시하고 몇 개인지 세어 적어 보세요. (   ) 개

보기

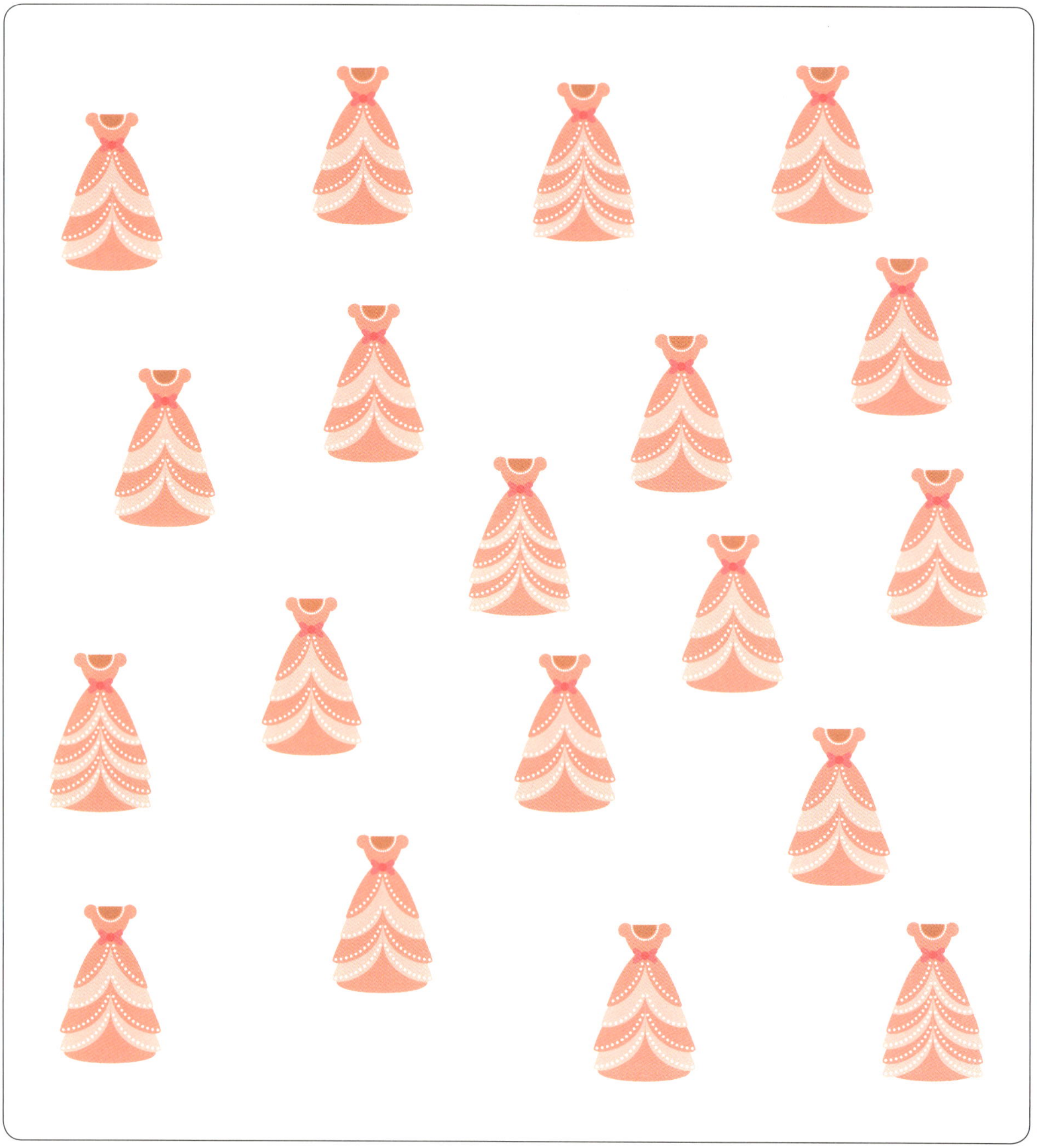

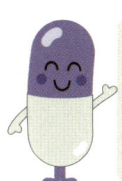 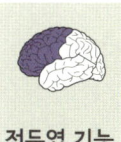

전두엽 기능

다음 박스에는 문제를 풀 수 있는 실마리가 적혀 있습니다. 잘 읽고 아래의 문제에 답해 보세요.

나이가 적어짐 →

쥐띠 | 소띠 | 호랑이띠 | 토끼띠 | 용띠 | 뱀띠 | 말띠 | 양띠 | 원숭이띠 | 닭띠 | 개띠 | 돼지띠

● 1936년, 쥐띠, 만 82세   ● 1966년, 말띠, 만 52세
(2018년 기준입니다.)

---

1. 1961년생은 무슨 띠인가요?　　　　　　　　　(　　　　)

2. 2018년에 만 나이가 58세인 사람은 무슨 띠인가요?
　　　　　　　　　　　　　　　　　　　　　　(　　　　)

3. 김춘자 할머니는 주민등록상 출생 연도가 1934년으로 되어 있지만 실제 나이는 더 많습니다. 띠는 양띠로 기억하고 있습니다. 김춘자 할머니의 실제 나이는 만으로 몇 세인가요?
　　　　　　　　　　　　　　　　　　　　　　(　　　　)

12일

날짜: _____ 년 _____ 월 _____ 일 _____ 요일   날씨: _____
시작 시각: _____ 시 _____ 분   마친 시각: _____ 시 _____ 분

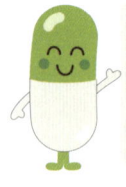 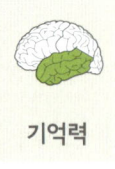 다음 작품의 제목과 작가의 이름을 잘 기억해 두세요.

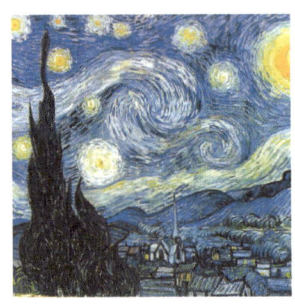
작품명: '별이 빛나는 밤'
작 가: 빈센트 반 고흐

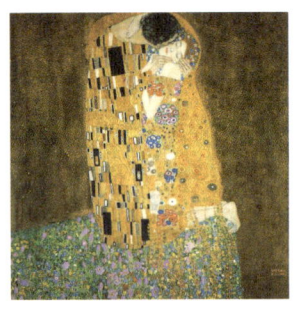
작품명: '키스'
작 가: 구스타프 클림트

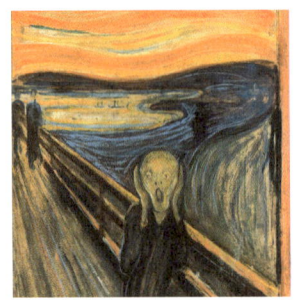
작품명: '절규'
작 가: 에드바르 뭉크

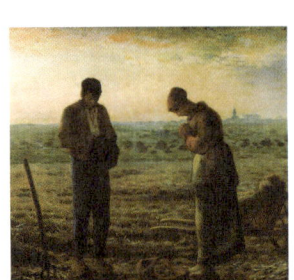
작품명: '만종'
작 가: 장 프랑수아 밀레

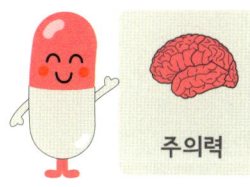

다음 글자들을 순서대로 읽으면서 '날'과 '정'이란 글자에만 ○ 표시해 보세요. 주의해야 할 점은 '날'만 따로 찾아 표시하거나, '정'만 따로 찾아 표시하면 안됩니다.

온라남소가돌날상자혼정길문척노심날

정사말라정날갈보오조구사마찰날동임

주메리비이탕정날석리마하날차개위하

크청유정연동진날날의해중로추북에맘

학톡생그리임날론정지정슬옹세원날스

렬육살날정해설로어게인정할랑마사날

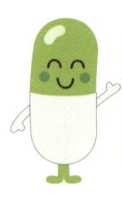 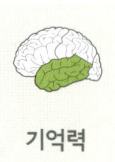

앞 장(56쪽)의 내용을 떠올리면서 작품, 작가 이름, 작품 제목을 연결해 보세요.

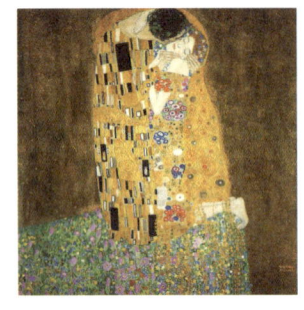   ● 　　●구스타프 클림트●　　● 별이 빛나는 밤

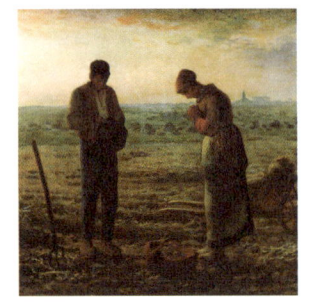   ● 　　●에드바르 뭉크●　　● 만종

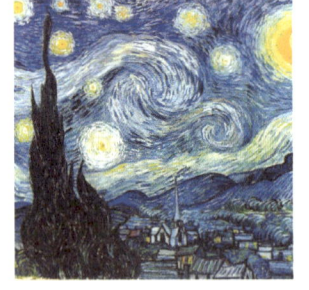   ● 　　●장 프랑수아 밀레●　　● 절규

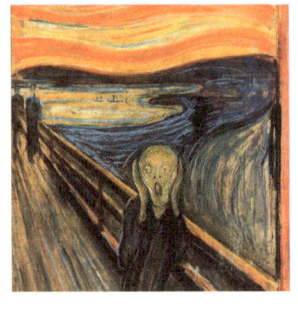   ● 　　●빈센트 반 고흐●　　● 키스

13일

날짜: ___년 ___월 ___일 ___요일 날씨: ___
시작 시각: ___시 ___분   마친 시각: ___시 ___분

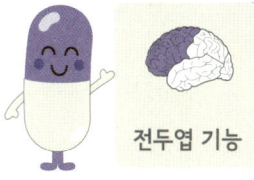

다음은 펜토미노 게임입니다. 제시된 3가지 도형을 이리저리 돌려가며 끼워 맞춰 전체 형태를 만들어야 하지요. 보기를 참고하여 네 가지 문제에 선으로 표시해 보세요.

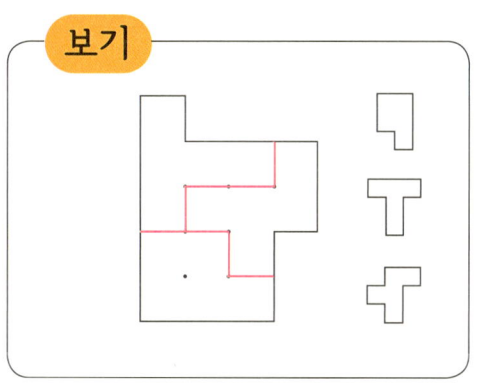

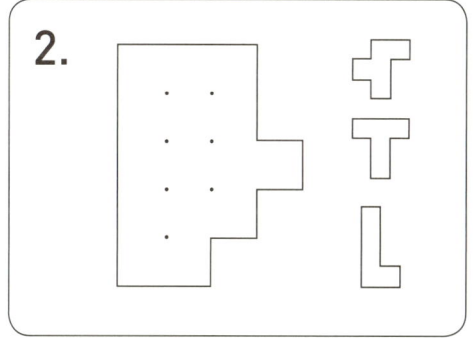

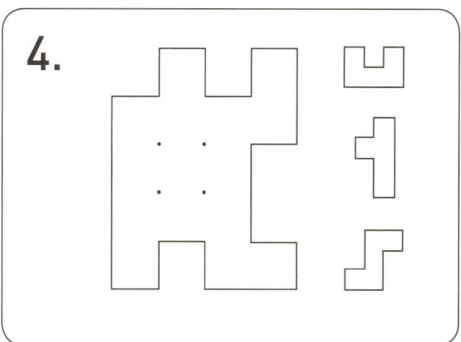

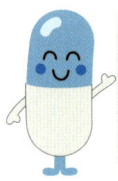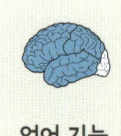

언어 기능

끝말잇기 게임을 해 볼까요? 다만, 이 게임에는 처음과 끝의 단어가 정해져 있습니다. 따라서 정해진 마지막 단어로 끝날 수 있도록 단어를 신중하게 선택하여 적어 보세요.

1. 우산   고래

2. 비행기   물레

3. 안경   기차

4. 수영   소풍

5. 사자   오락

6. 음악   수박

7. 마당   금괴

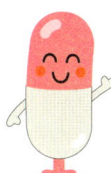 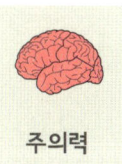

주의력

다음 문제를 풀어 보세요.

1. 숫자와 일치하는 그림과 짝 지어 보세요.

4
3
5
2
1
8
7
6

2. 막대 개수와 일치하는 숫자와 짝지어 보세요.

∕	1
∕∕	3
∕∕∕	2
∕∕∕∕	4
∕∕∕∕∕	5

14일

다음 도로 교통 표지판을 기억해 두세요. 잘 몰랐던 표지판이 있다면 더 주의를 기울여 외워 보세요.

🚫	앞지르기 금지	⚠️	과속 방지턱
50	최고 속도 제한	⚠️	노면 고르지 못함
30	최저 속도 제한	⚠️	상습 정체 구간
⬅️P	우회로	⬆️⬇️	통행 우선

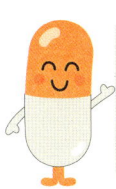 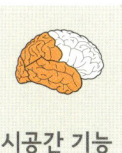

왼쪽 그림을 보고 오른쪽 빈칸에 점과 점을 이어서 똑같이 그림을 그려 보세요.

1.

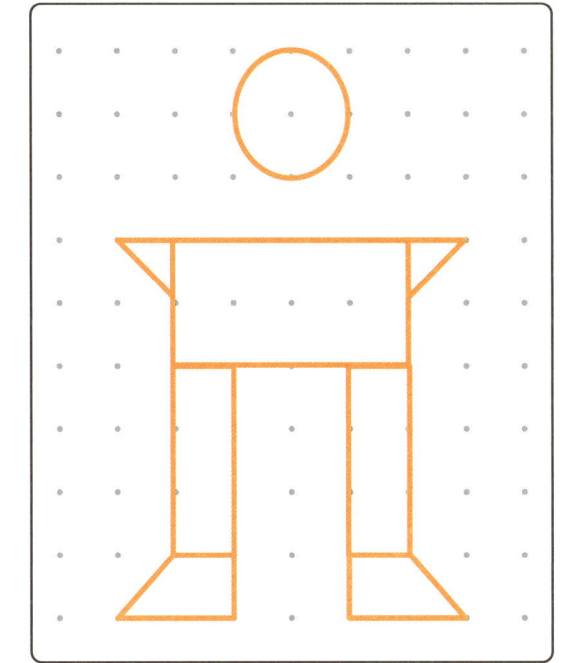 

2.

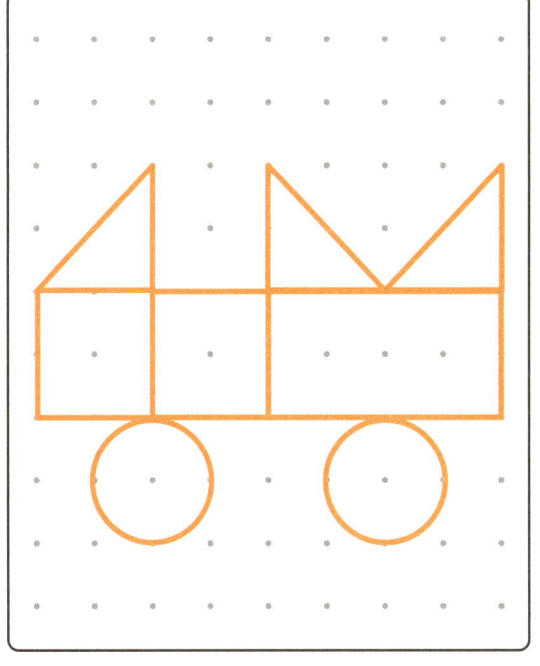 

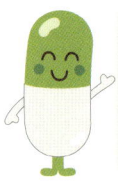 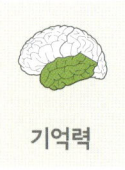
기억력

앞 장(62쪽)에서 외운 도로 교통 표지판을 떠올려 보세요. 빈칸에 표지판의 이름을 적어 보세요.

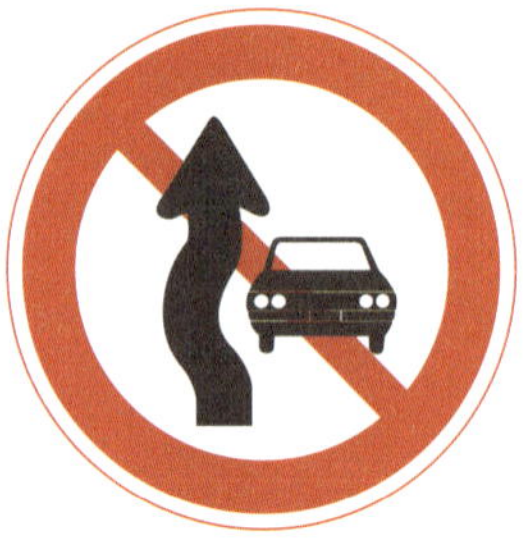

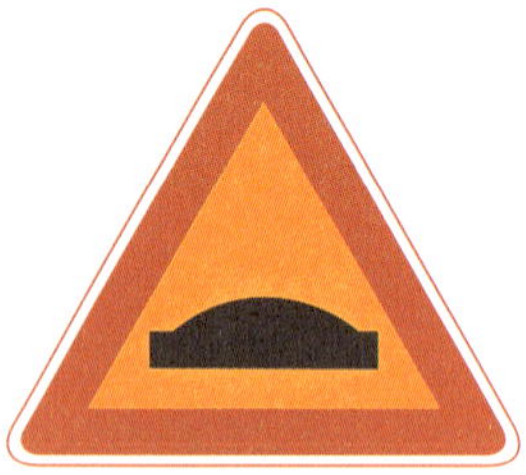

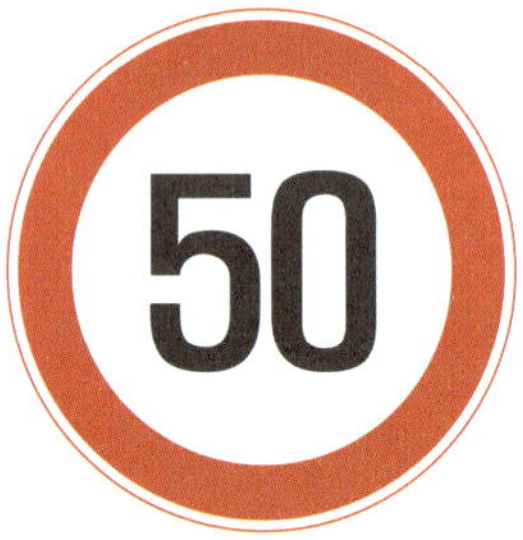

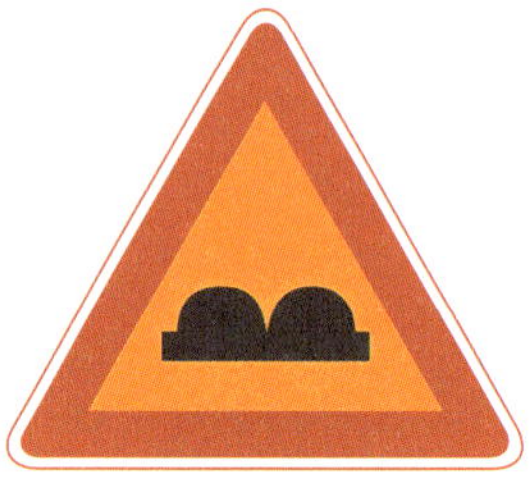

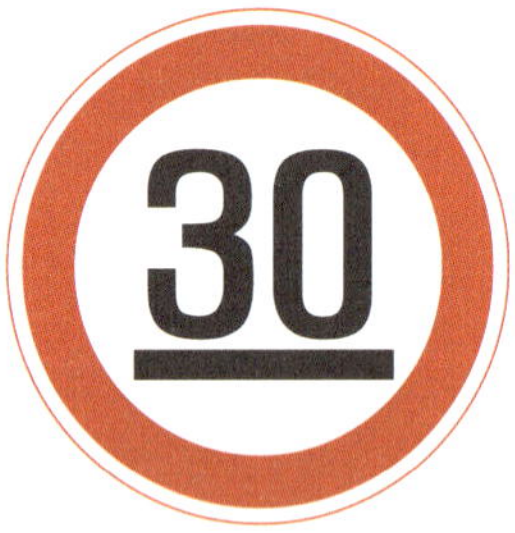

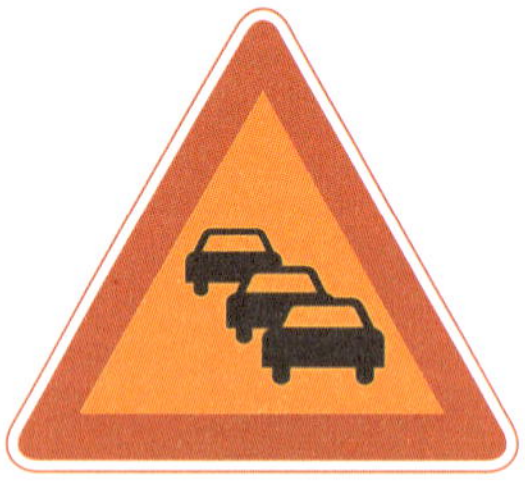

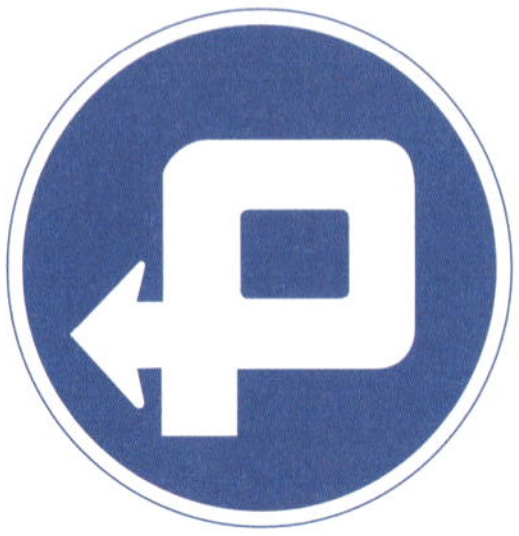

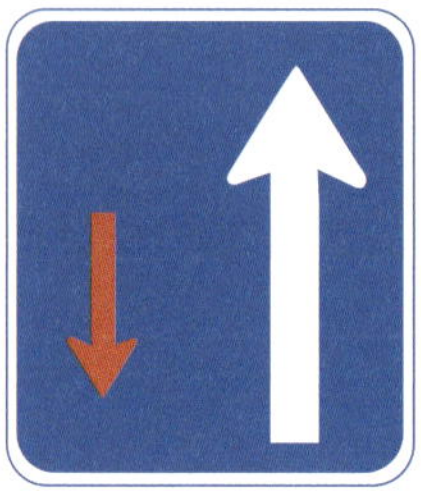

15일

날짜: _____ 년 ___ 월 ___ 일 ___ 요일   날씨: _____
시작 시각: ___ 시 ___ 분   마친 시각: ___ 시 ___ 분

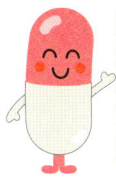 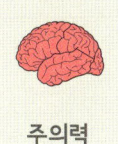

다음 네모 칸의 숫자와 숫자의 개수가 같으면 ○, 틀리면 ×에 표시해 보세요. (예로 첫 번째 칸은 숫자 3이 있고 개수는 4개 있어 ×에 표시)

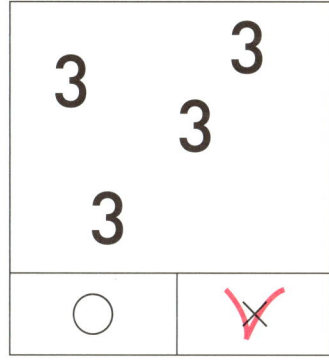 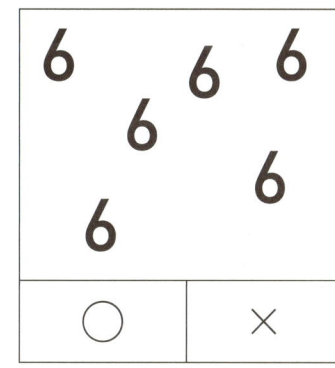 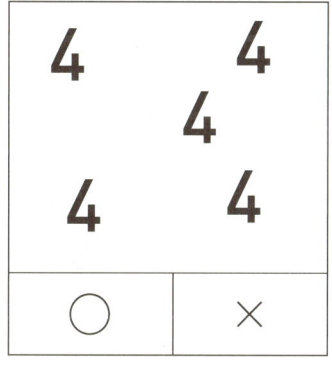

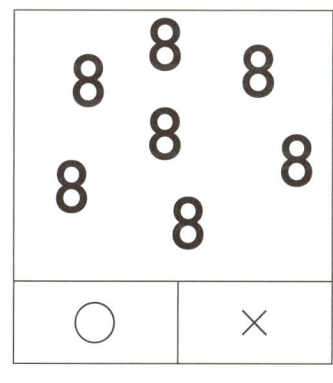

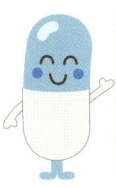 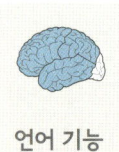

언어 기능

보기처럼 제시한 자음을 활용하여 만들 수 있는 단어를 10개씩 적어 보세요.

보기

ㄱ ㅅ

① 가사	② 기수
③ 고수	④ 강산
⑤ 가수	⑥ 가성
⑦ 괴성	⑧ 거수
⑨ 구성	⑩ 경사

ㅁ ㄷ

①	②
③	④
⑤	⑥
⑦	⑧
⑨	⑩

ㅇ ㄹ

①	②
③	④
⑤	⑥
⑦	⑧
⑨	⑩

ㄴ ㅂ

①	②
③	④
⑤	⑥
⑦	⑧
⑨	⑩

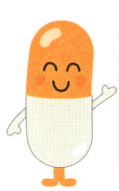 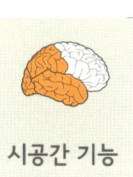

다음 바다 생물과 그림자를 보고 같은 것끼리 연결해 보세요.

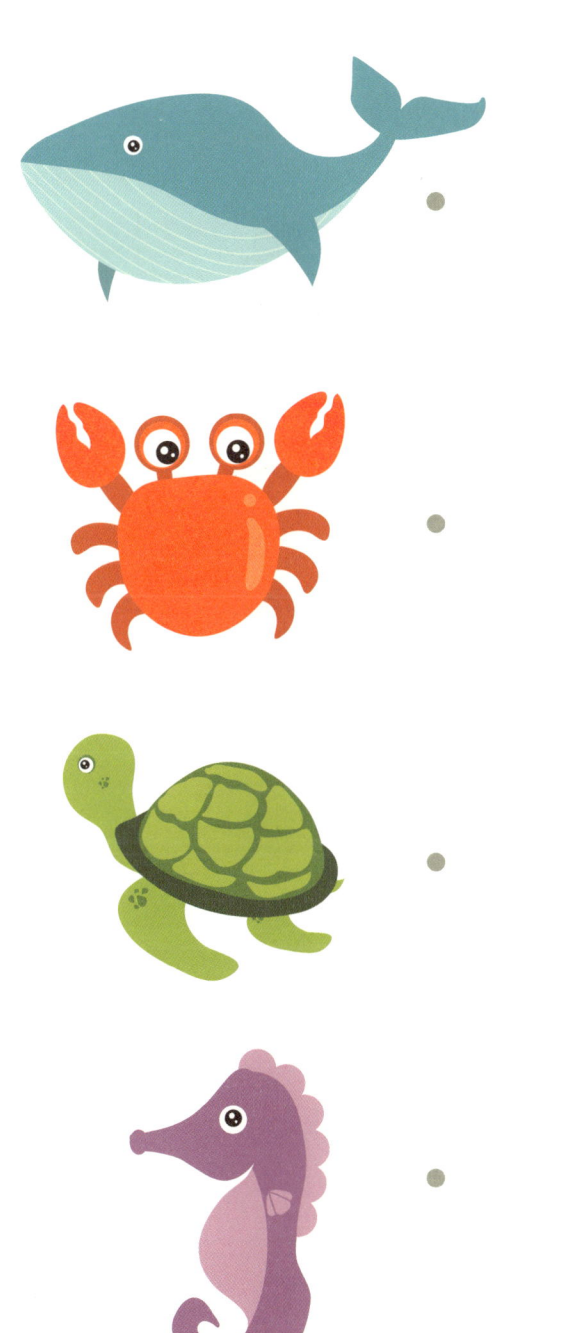 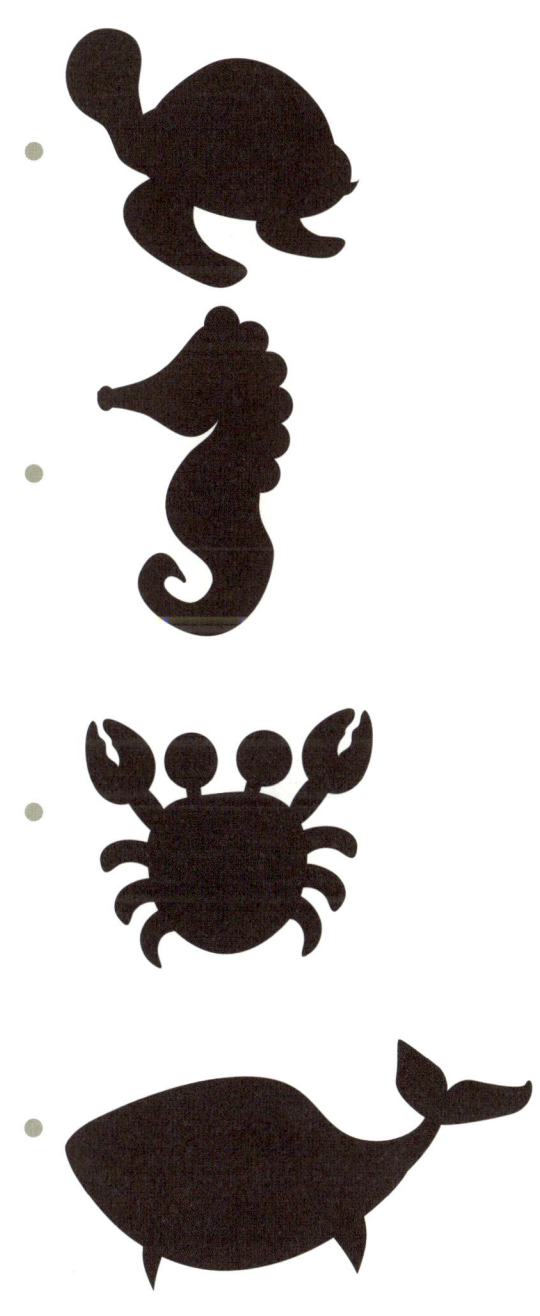

16일

날짜: _____ 년 ___ 월 ___ 일 ___ 요일   날씨: _____
시작 시각: ___ 시 ___ 분   마친 시각: ___ 시 ___ 분

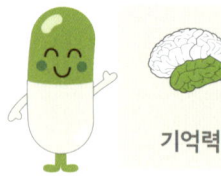
기억력

다음 표에는 같은 그림이 두 개씩 그려져 있습니다. 같은 그림이 어디에 있는지 위치를 잘 기억해 두세요.

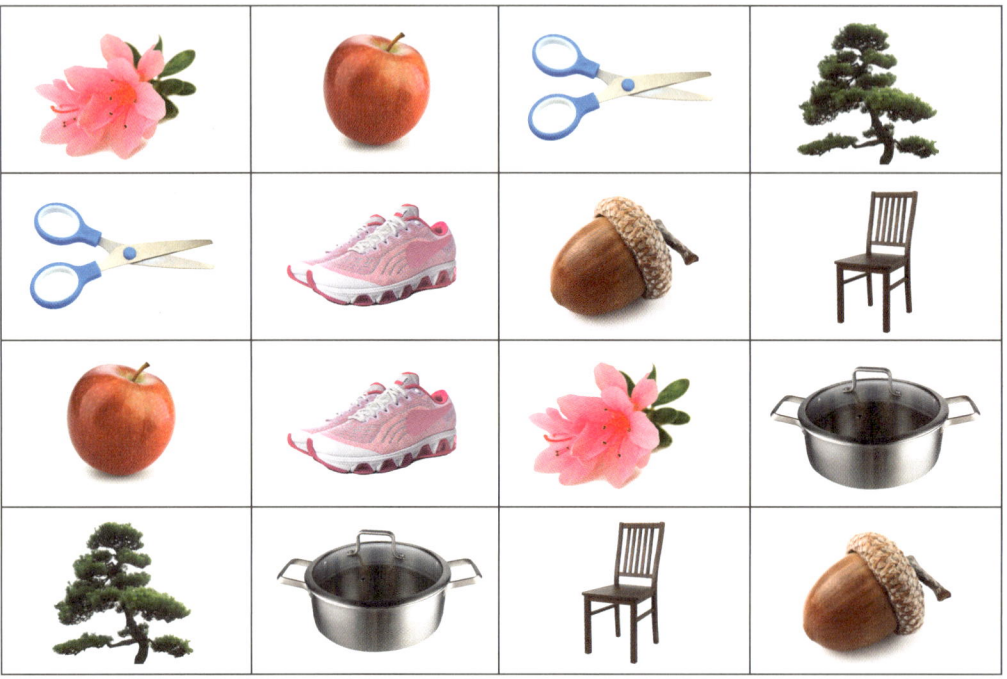

■ 더욱더 잘 기억할 수 있도록 한 번 더 같은 그림의 위치를 찾아 외우며 빈칸에 이름을 적어 보세요.

	사과		소나무
가위		도토리	의자
	신발	꽃	
	냄비		

68

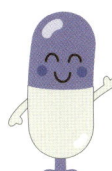 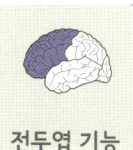 전두엽 기능

보기의 색깔 순서대로 아래 동그라미를 연결해 보세요.

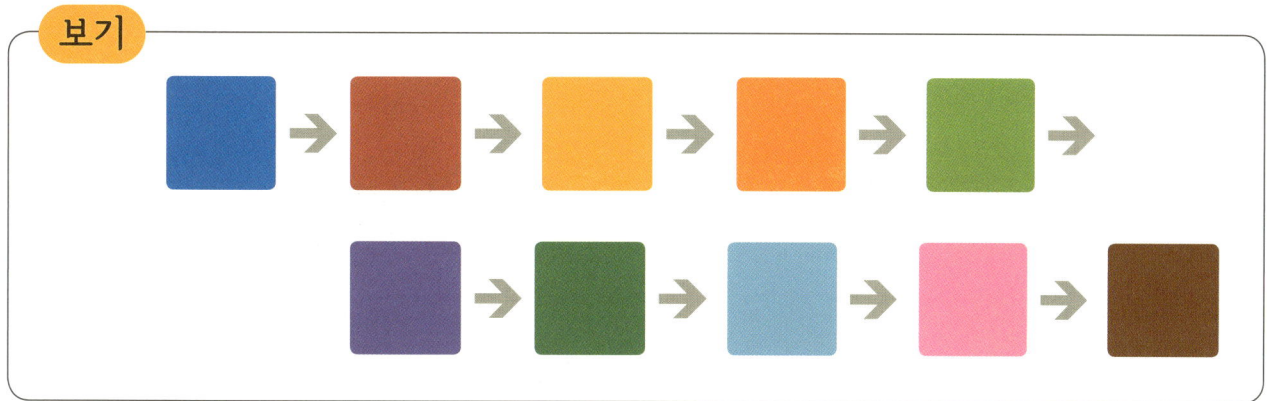

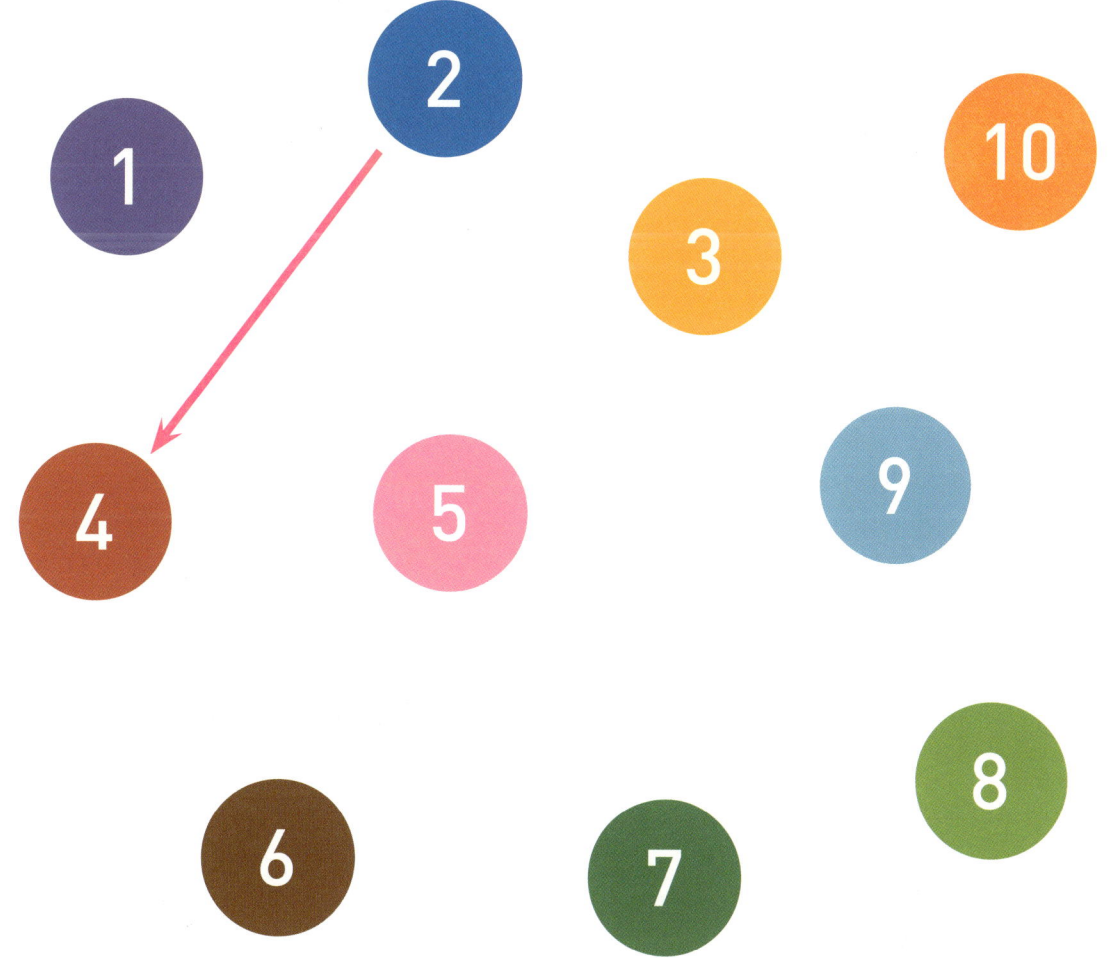

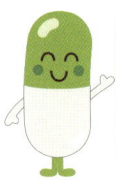 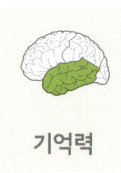

기억력

앞 장(68쪽)에서 같은 그림을 찾아보며 위치를 기억하였습니다. 다음 그림의 위치가 어디인지 □에 번호를 적어 보세요.

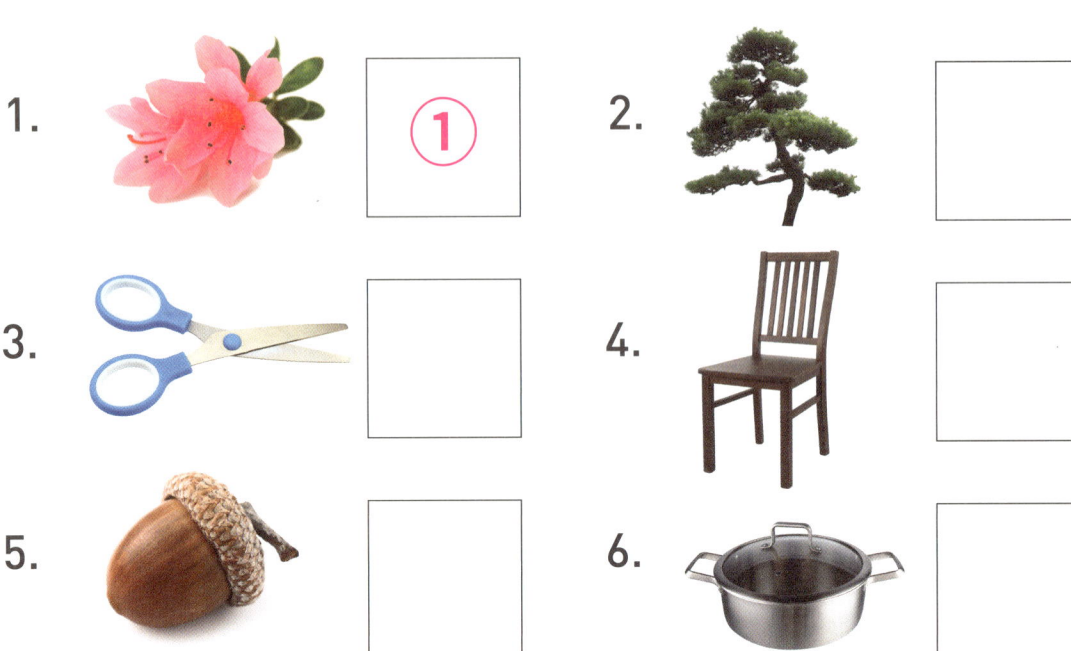

17일

날짜: ____년 ____월 ____일 ____요일   날씨: ____
시작 시각: ____시 ____분   마친 시각: ____시 ____분

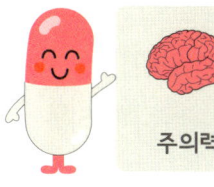
주의력

다음 계산 문제를 풀어 보세요.

❶ 1+5+7=	❷ 8+6+7=
❸ 13+5-2=	❹ 17+8-9=
❺ 25+6-11=	❻ 23+5+3-7=
❼ 15+8+4-6=	❽ 25+6+12-8=
❾ 19+7-4+16=	❿ 24+27-12-5=
⓫ 36+16-3-9=	⓬ 48+17-8-4=

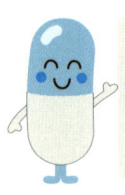 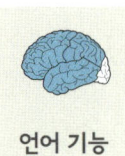

다음 섞여 있는 글자를 바르게 조합하여 단어를 완성해 적어 보세요.

1. 즈 요 네 마 → 마 요 네 즈

2. 옹 마 새 지 →

3. 배 손 상 해 →

4. 별 산 곡 청 →

5. 고 운 신 당 마 →

6. 잘 만 된 못 남 →

7. 연 랑 가 의 사 →

8. 당 국 사 의 회 →

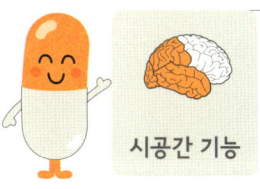

다음은 아파트 215동의 모습입니다. '가'의 집이 201호라면 '나', '다', '라' 집의 호수를 (   )에 적어 보세요.

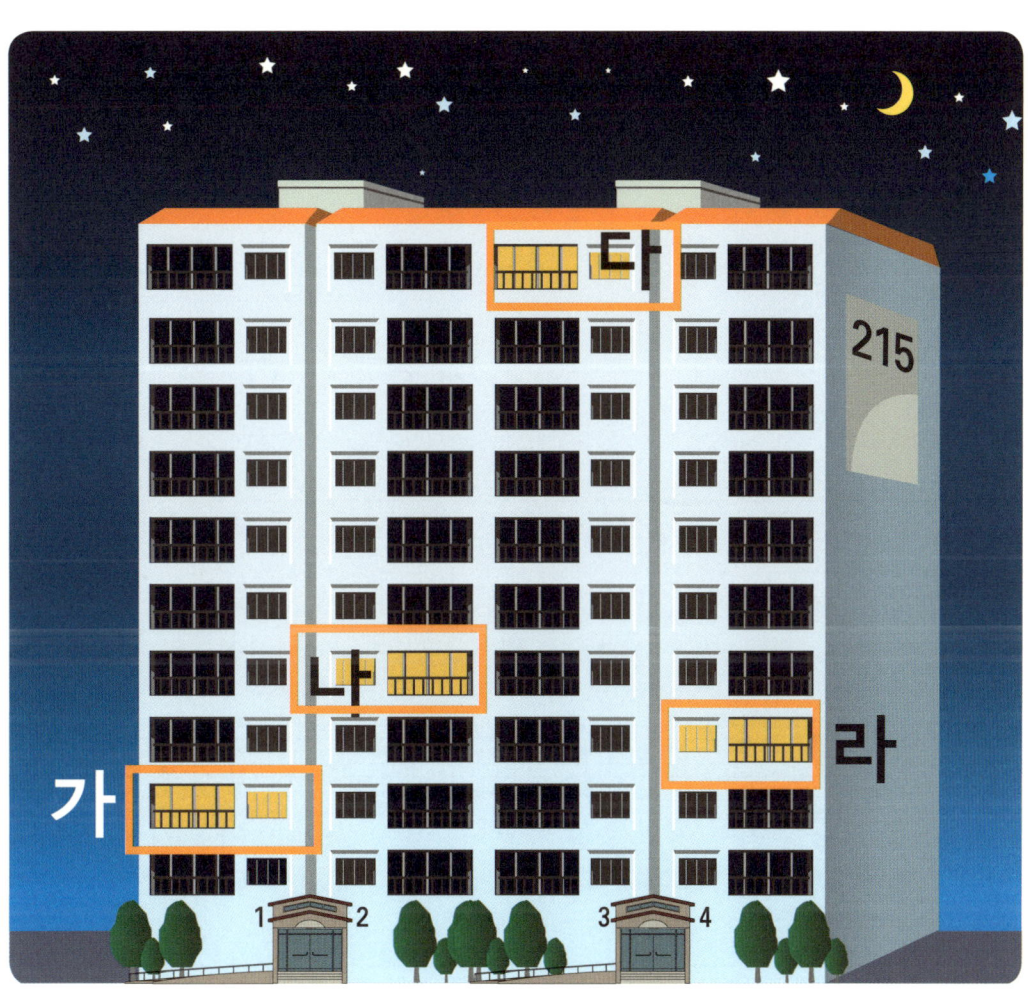

나. (   ) 호

다. (   ) 호

라. (   ) 호

18일

날짜: _____ 년 ___ 월 ___ 일 ___ 요일   날씨: _____

시작 시각: ___ 시 ___ 분   마친 시각: ___ 시 ___ 분

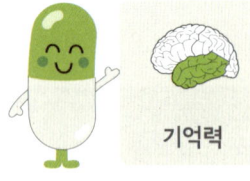
기억력

다음은 이원수 작사, 홍난파 작곡의 '고향의 봄' 동요입니다. 고향을 생각하며 노래를 불러 보면서 가사를 외워 보세요.

고향의 봄

이원수 작사
홍난파 작곡

나의 살던 고향은 꽃 피는 산골
꽃 동네 새 동네 나의 옛 고향

복숭아꽃 살구꽃 아기 진달래
파란 들 남쪽에서 바람이 불면

울긋불긋 꽃 대궐 차리인 동네
냇가에 수양버들 춤추는 동네

그 속에서 놀던 때가 그립습니다
그 속에서 놀던 때가 그립습니다

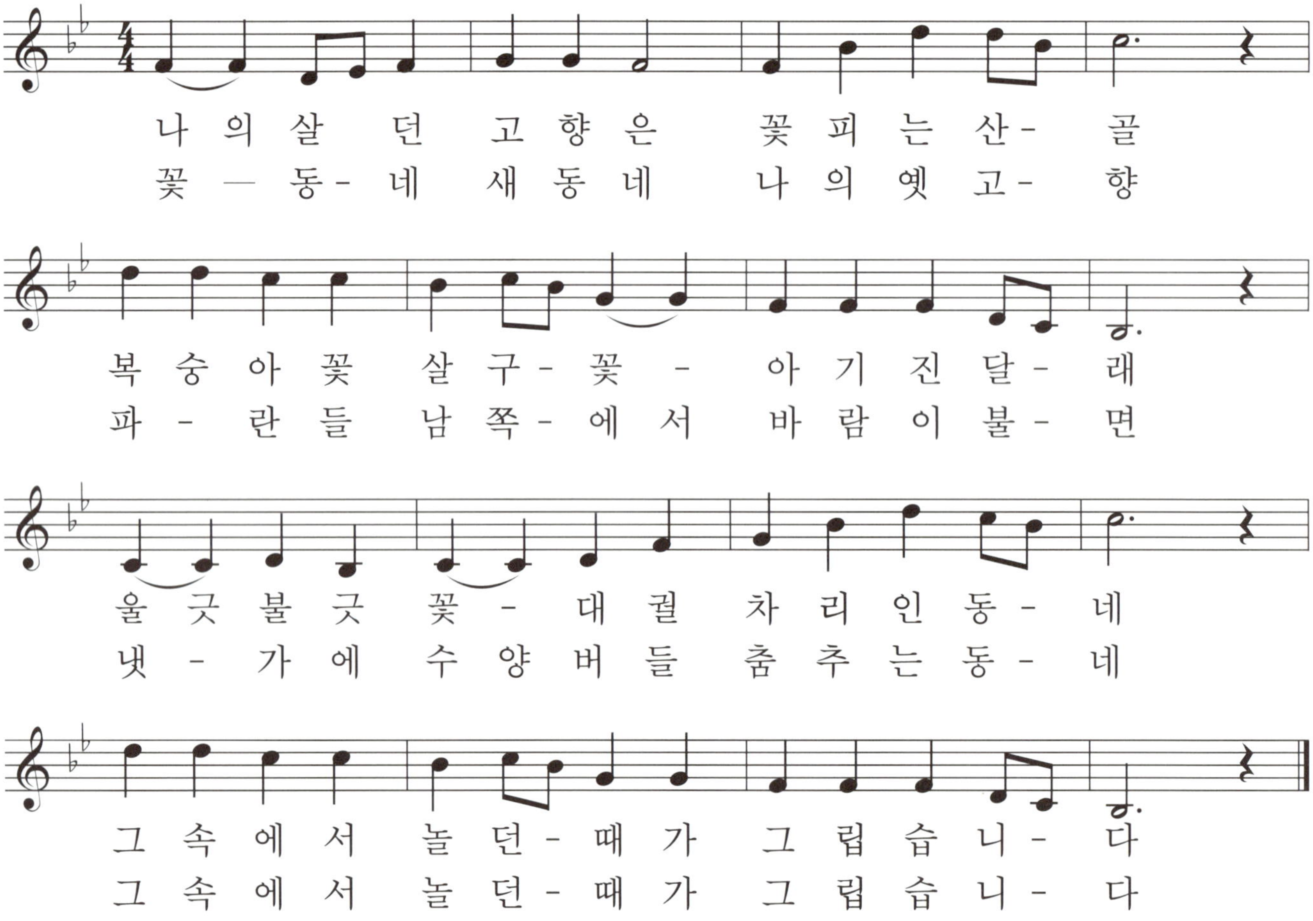

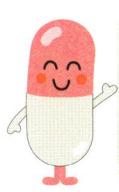 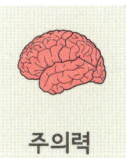 주의력

다음 중 음표가 반복되지 않고 하나만 있는 것을 찾아 ○ 표시해 보세요.

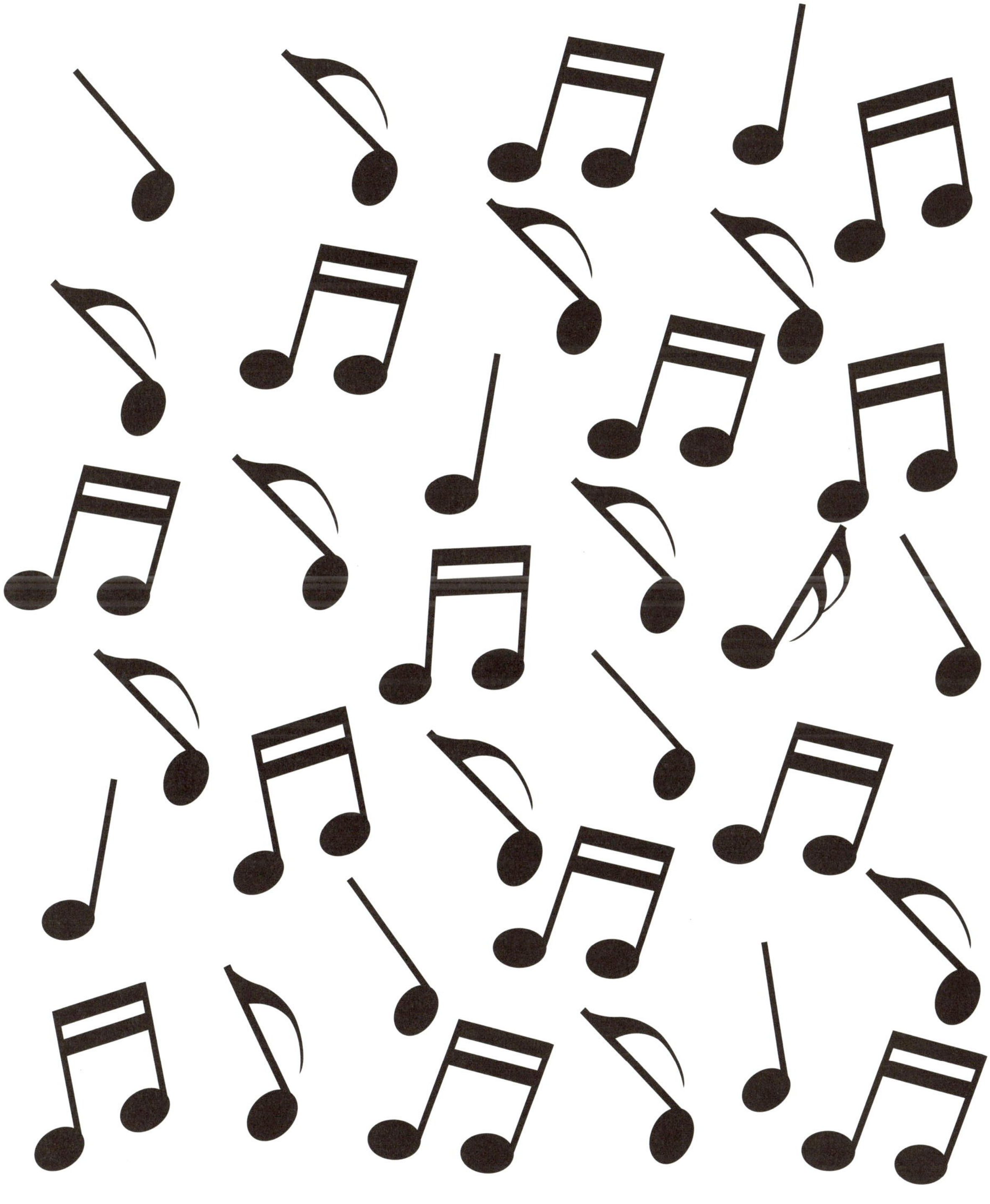

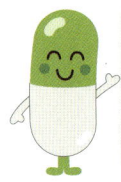 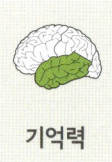 앞 장(74쪽)에서 불러 본 동요를 떠올리며, 다음 질문에 답해 보세요.

1. 동요의 제목은 무엇인가요? (　　　　)

2. 동요의 작곡가는 누구인가요? (　　　　)

3. 나의 고향은 어디인지 각자의 고향을 떠올리며 지명을 적어 보세요. (　　　　)

4. 다음 □에 들어갈 가사를 적어 보세요.

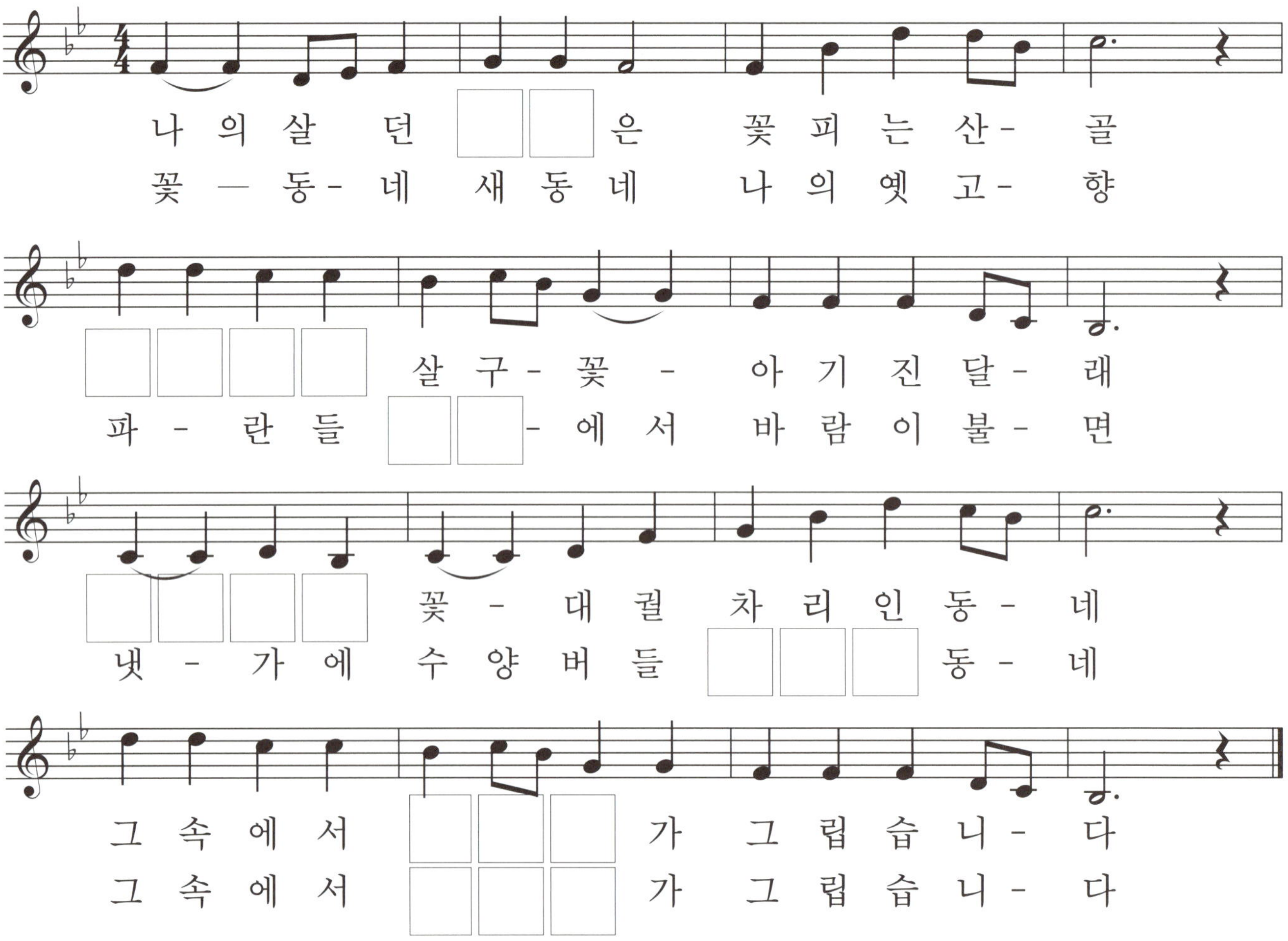

나의 살던 □□은 꽃 피는 산골
꽃 동네 새 동네 나의 옛 고향

□□□□ 살구꽃 아기 진달래
파란 들 □□에서 바람이 불면

□□□□ 꽃대궐 차리인 동네
냇가에 수양버들 □□ 동네

그 속에서 □□가 그립습니다
그 속에서 □□가 그립습니다

19일

날짜: _____ 년 _____ 월 _____ 일 _____ 요일   **날씨:** _____
시작 시각: _____ 시 _____ 분   **마친 시각:** _____ 시 _____ 분

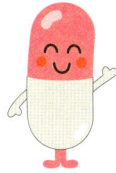 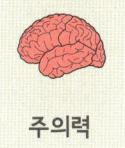
주의력

다음 중 홀수(1, 3, 5, 7. 9)인 칸을 색칠해 보세요. 그리고 색칠하면 보이게 되는 글자(한문)도 적어 보세요.
(車)

2	8	4	6	8	2	8	4	6
8	1	5	3	7	9	1	5	4
6	8	4	2	3	8	4	2	2
4	2	8	6	5	2	6	6	8
2	6	1	8	9	7	3	4	6
8	4	3	2	1	2	4	8	2
4	6	9	4	3	8	4	2	6
6	5	7	7	9	3	1	5	8
2	8	6	2	4	6	8	4	2

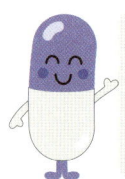
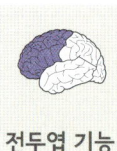

다음 서술형 연산 문제를 풀어 보세요.

1. 사과 1개와 배 2개의 값은 3,300원이고, 사과 1개와 배 3개의 값은 4,500원입니다. 그러면 배 1개의 값은 얼마일까요?
   (   ) 원

2. 장미 15송이를 바구니에 담아 파는 가격은 13,500원이고, 장미 10송이를 바구니에 담아 파는 가격은 9,500원입니다. 그러면 장미 20송이를 바구니에 담아 파는 가격은 얼마일까요? 바구니 가격은 동일합니다.
   (   ) 원

3. 아버지, 어머니, 딸의 나이를 합하면 90살이고, 아버지와 어머니의 연세를 더한 것과 딸과의 나이 차이는 60살입니다. 또 아버지의 연세는 어머니보다 3살 더 많습니다. 그러면 아버지의 연세는 몇 세일까요?
   (   ) 세

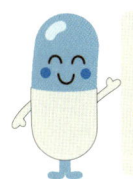 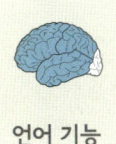

단어들이 뒤죽박죽 섞여 있습니다. 이를 조합하여 자연스러운 문장을 만들어 보세요.

1. 과, 하면, 기억력, 수, 매일, 집중력, 있다, 운동을, 끌어올릴, 을
   →

2. 됩니다, 매일, 뇌를, 규칙적으로, 튼튼하게, 하는, 머리를, 쓰는, 운동이, 일은
   →

3. 《365 브레인 피트니스》, 투자가, 풀어, 좋은, 위한, 것만으로도, 문제집을, 매일, 된다, 예방을, 보는, 치매
   →

20일

날짜: _____ 년 ___ 월 ___ 일 ___ 요일   날씨: _____
시작 시각: ___ 시 ___ 분   마친 시각: ___ 시 ___ 분

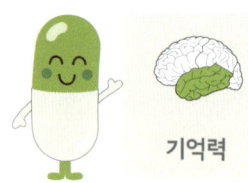

다음 그림과 설명을 잘 읽고 기억해 두세요.

이 그림은 장 프랑수아 밀레가 1857년 완성한 유화 '이삭줍기'이다. 수확이 끝난 밀 들판에서 이삭을 줍는 세 여인의 모습을 그리고 있다. 현재 프랑스 파리의 오르세 미술관에 소장되어 있다.

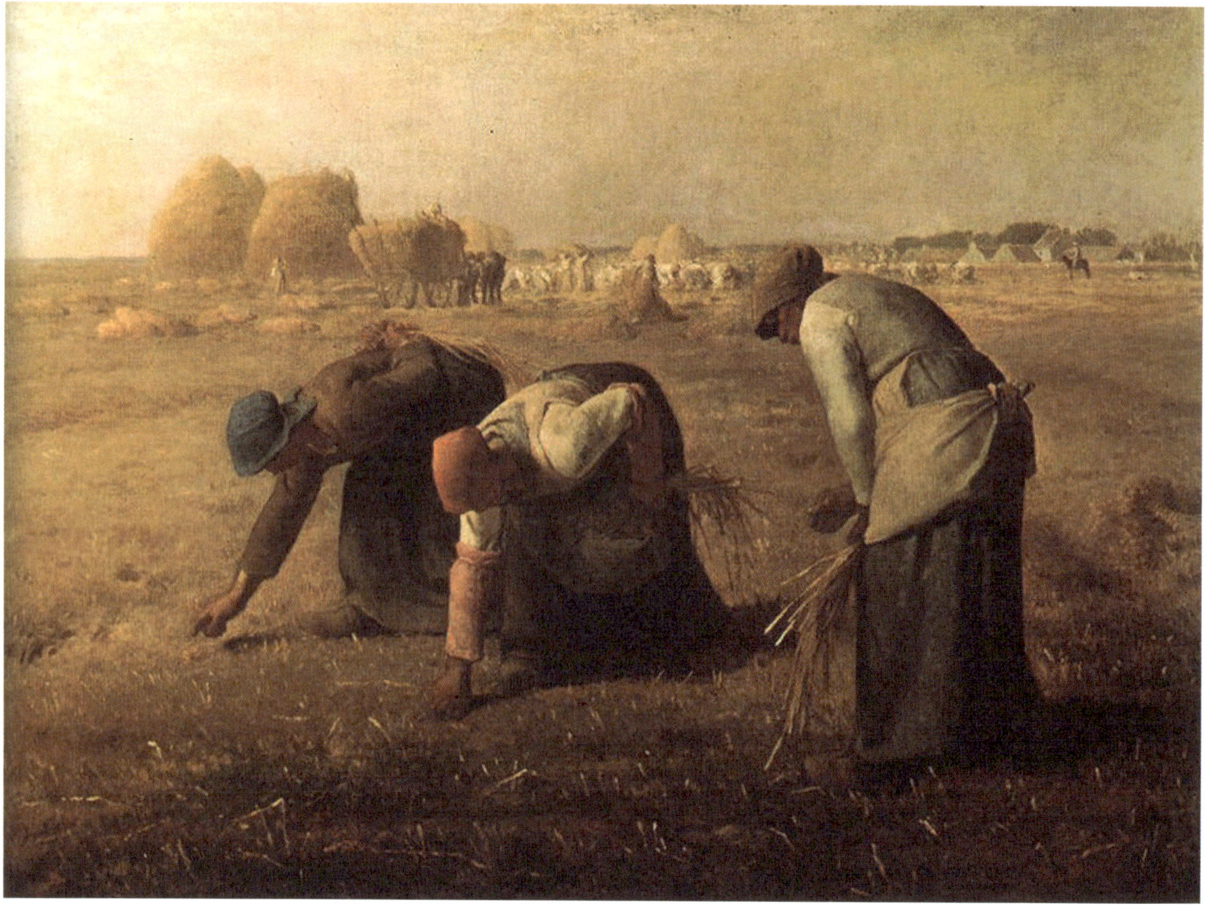

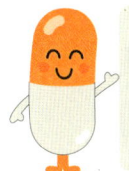 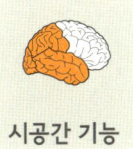 다음 글자 혹은 기호 띠에서 가장 가운데의 것을 찾아 ◯ 표시해 보세요.

1. ㄱ ㄹ ㅅ ㅈ ㅊ ㄹ ㅇ ㄴ ㅍ ㅋ ㅈ

2. !@#$%#&*&%$#@&*!%$@

3. ADKFJKVOJSNCMFLTIFIEG

4. 23394058272849406074039469492046236

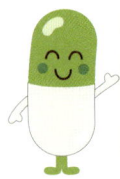 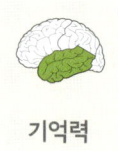
기억력

앞 장(80쪽)에서 본 그림을 떠올리며 질문에 답해 보세요.

1. 그림은 누구의 작품이며, 작품명은 무엇인가요?
   작가 (   ), 작품명 (   )

2. 언제 완성된 작품인가요? (   ) 년

3. 현재 어느 도시, 어디에 소장되어 있나요?
   도시 (   ), 미술관 (   )

4. 그림에는 몇 명의 여인이 등장하나요? (   ) 명

5. 허리를 숙이고 땅에 떨어진 이삭을 줍고 있는 여인은 모두 몇 명인가요? (   ) 명

6. 허리를 숙인 여인들은 어느 손(오른손 또는 왼손)으로 이삭을 줍고 있나요? (   )

7. 여인들이 쓰고 있는 모자는 모두 같은 색깔인가요?
   (   )

8. 세 명의 여인 외에 다른 사람들도 등장하나요?
   (   )

21일

날짜: ____년 ____월 ____일 ____요일 날씨: ____
시작 시각: ____시 ____분 마친 시각: ____시 ____분

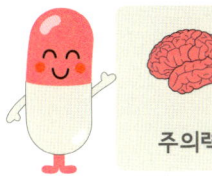 다음 문제를 풀어 보세요.

1. 각각의 직선을 이등분할 수 있도록 가장 가운데에 표시해 보세요.

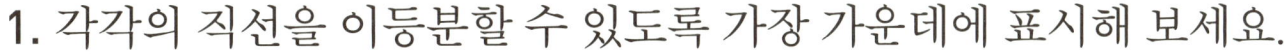

2. 각각의 직선을 삼등분할 수 있도록 알맞은 위치에 표시해 보세요.

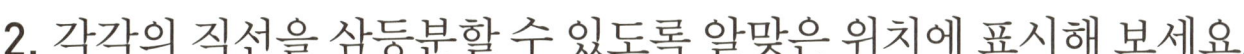

3. 동그라미를 여러 조각으로 나누어 보세요. 케이크를 자르듯이 점선을 기준으로 선을 그어 보세요.

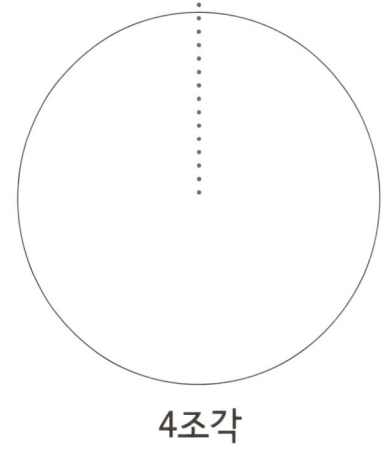

4조각

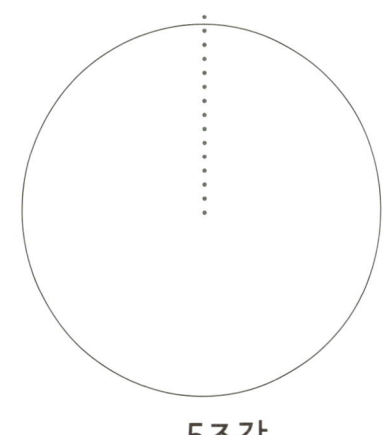

5조각

언어 기능

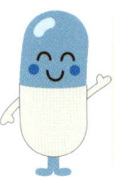

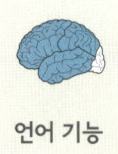

다음 빈칸에 가게 이름이나 물건의 이름을 알맞게 적어 보세요.

시장에서 파는 물건

과일가게	(　　　)	옷가게	(　　　)
사과	조기		미나리
	명태	바지	
복숭아			
	갈치	팬티	
파인애플			
			부추
		양말	
	넙치		

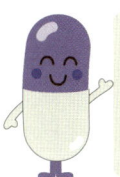 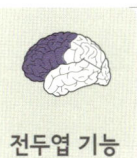 다음의 도형들을 겹치면 어떤 모양이 될까요? 각각 정답을 찾아 ○ 표시해 보세요.

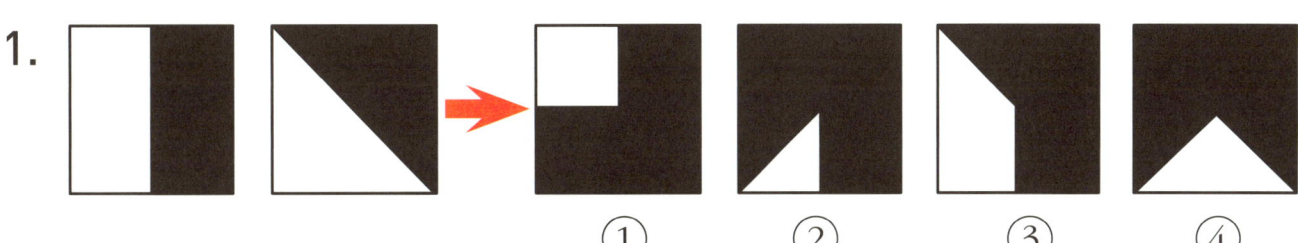

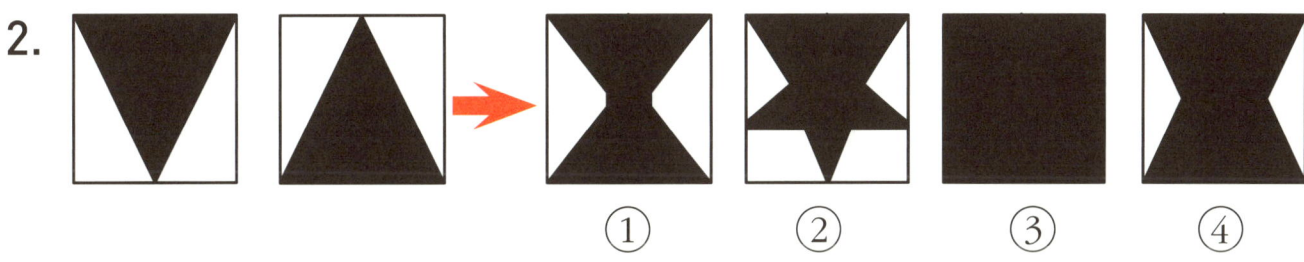

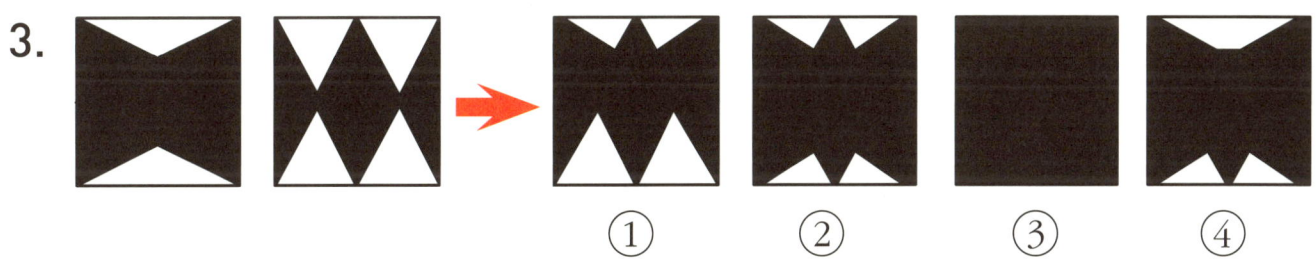

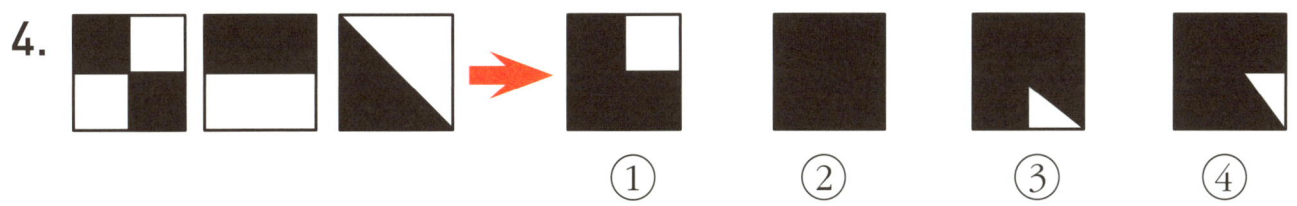

22일

날짜: _____ 년 ___ 월 ___ 일 _____ 요일   날씨: _____
시작 시각: ___ 시 ___ 분   마친 시각: ___ 시 ___ 분

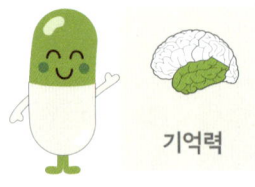

다음 문제를 풀어 보세요.

1. 과일 그림에서 회색 부분은 원래 무슨 색깔인가요? (   )

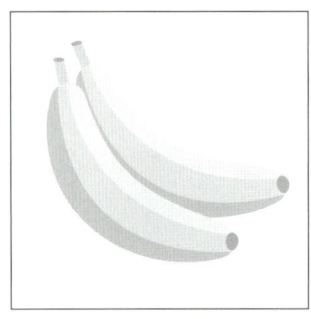

파랑 빨강 보라 노랑 주황 분홍

원래의 색깔이 아닌 다른 색깔로 바꾼다면 나는 어떤 색깔로 바꿀지 원하는 색깔을 자유롭게 골라 적어 보세요. (   )

2. 다음 자동차, 헤어 드라이기, 신발 그림에 본인이 칠하고 싶은 색깔을 자유롭게 골라 (   )에 적어 보세요.

파랑 빨강 보라 노랑 주황 분홍

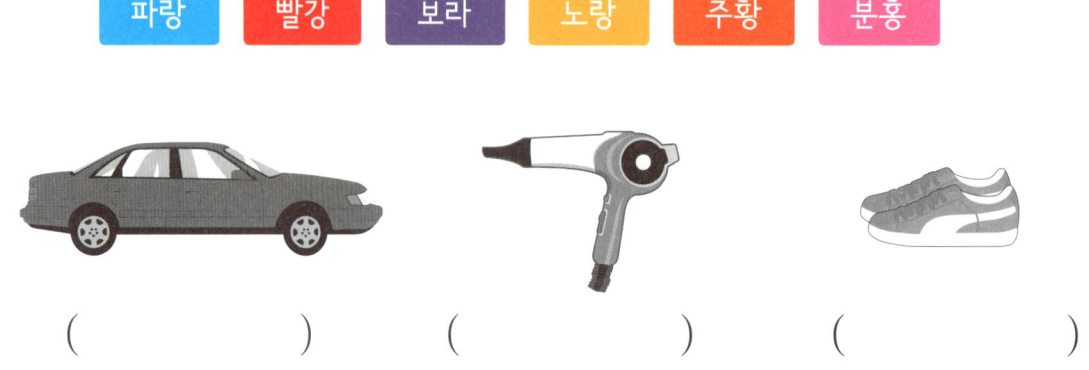

(   )   (   )   (   )

각 그림마다 자신이 고른 색깔을 잘 기억해 두세요.

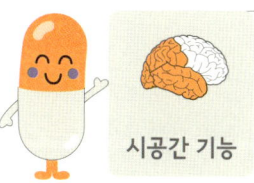

4개의 그림 조각을 모아 하나의 그림을 완성하려 합니다. 그림 조각을 어떻게 배열하면 좋을지 아래 ( )에 알맞는 번호를 적어 보세요.

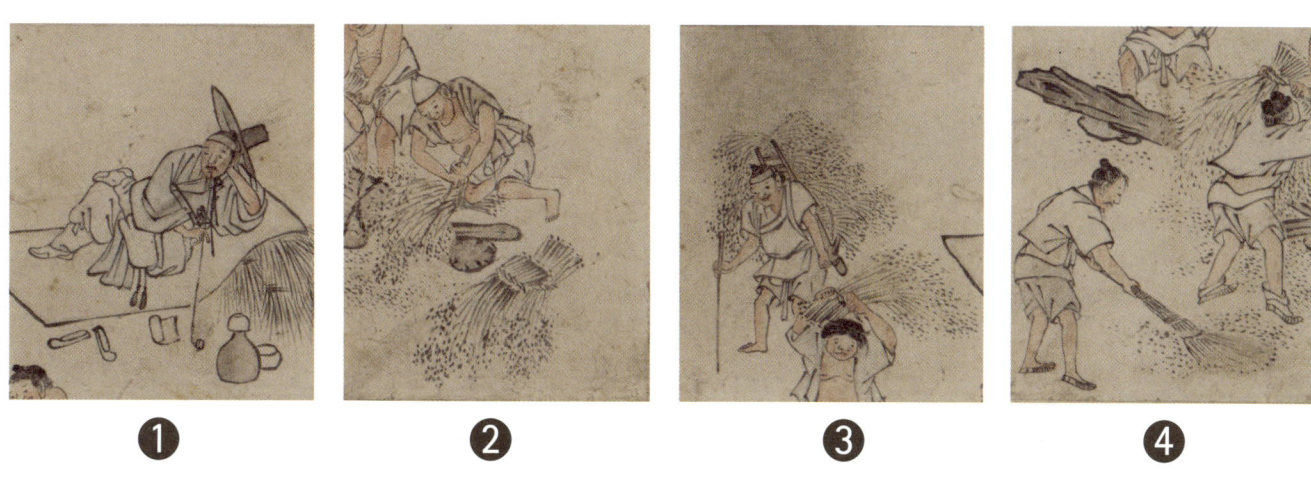

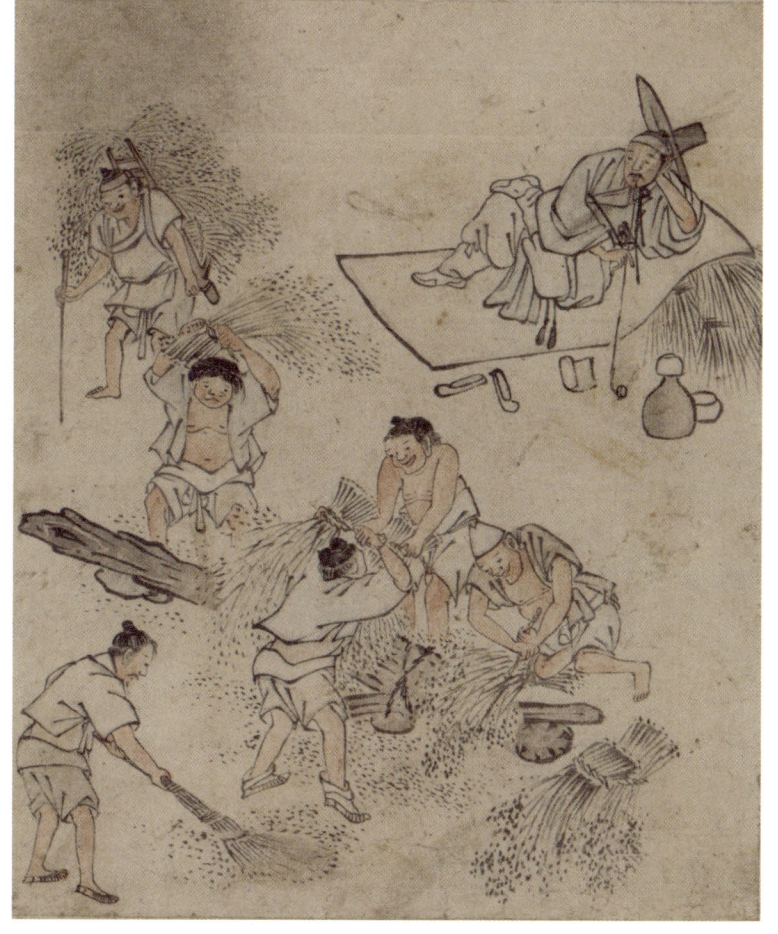

( )	( )
( )	( )

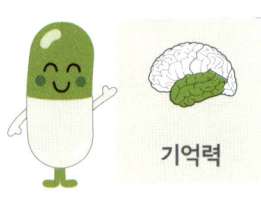 기억력

앞 장(86쪽)에서 본 그림을 떠올려 보세요. 과일을 원래의 색깔이 아닌 다른 색깔로 바꾸기 위해 원하는 색 하나를 골랐었지요. 내가 고른 색깔을 (   )에 적어 보세요.

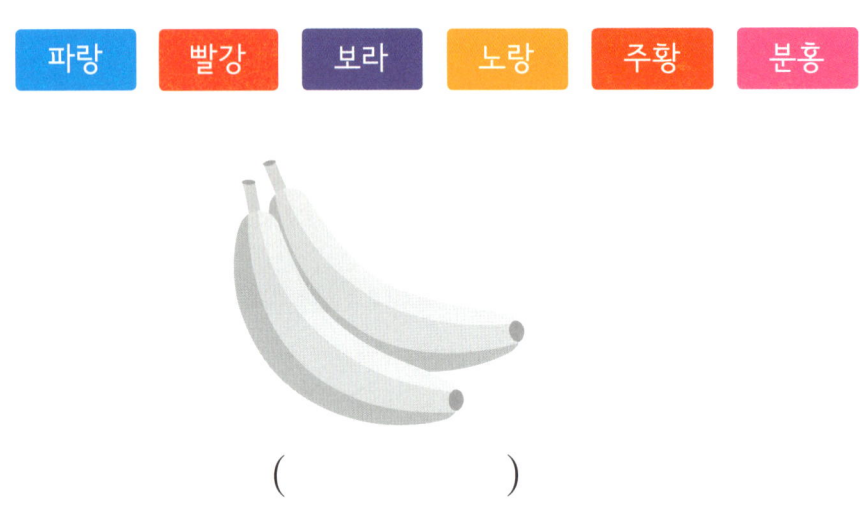

(   )

■ 앞 장(86쪽)에서 그림에 칠하고 싶은 색깔을 골랐었지요. 내가 고른 색깔을 (   )에 적어 보세요.

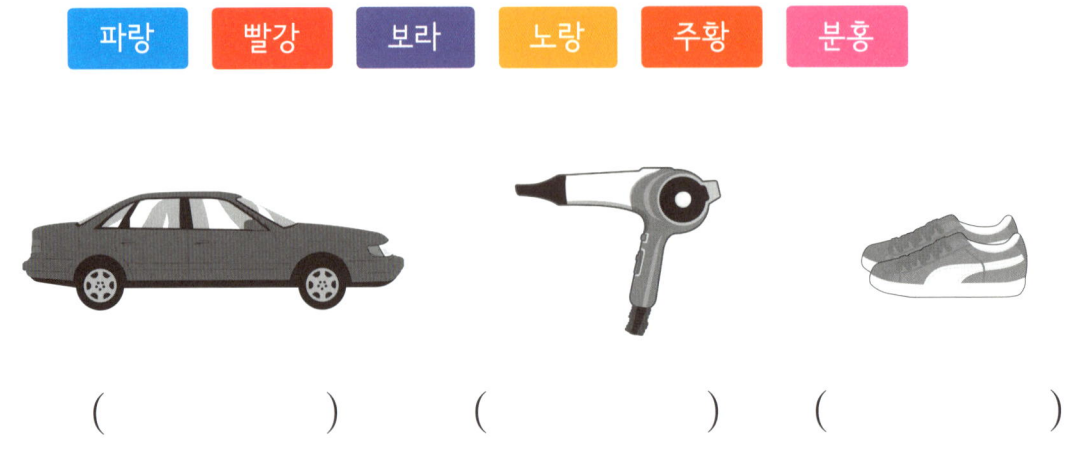

(   )   (   )   (   )

23일

날짜: _____ 년 ___ 월 ___ 일 ___ 요일   날씨: _____
시작 시각: ___ 시 ___ 분   마친 시각: ___ 시 ___ 분

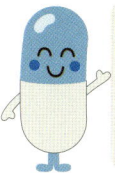 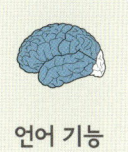

다음 문장이 자연스럽게 이어지도록 알맞게 연결해 보세요.

죽을 •   • 보살피다

이빨을 •   • 끓이다

로션을 •   • 바르다

타자를 •   • 잡다

음료수를 •   • 닦다

기회를 •   • 치다

아기를 •   • 물들다

라면을 •   • 쑤다

불을 •   • 마시다

단풍이 •   • 끄다

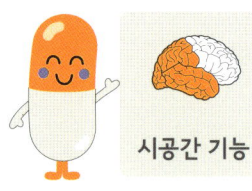

시공간 기능

다음 설명을 읽고 민규가 버스에서 내려 걸어간 길을 약도(91쪽)에 그려 보세요. 그리고 민규의 집은 몇 번인지 적어 보세요. (   )

민규는 버스에서 내려, 집으로 가는 길에 슈퍼마켓에 가서 아이스크림을 1개 사고, 약국에 들러 반창고를 한 통 샀다.

그리고 옷가게를 지나다가 세탁소에 옷을 맡긴 게 기억나서 세탁소에 가서 옷을 찾았다. 이후 공원에서 강아지와 뛰어노는 아이들을 한참 쳐다보다가 집으로 왔다.

집 바로 앞에 있는 제과점에서 빵을 사고 싶었지만 아쉽게도 돈이 모자라서 그냥 집으로 들어갔다.

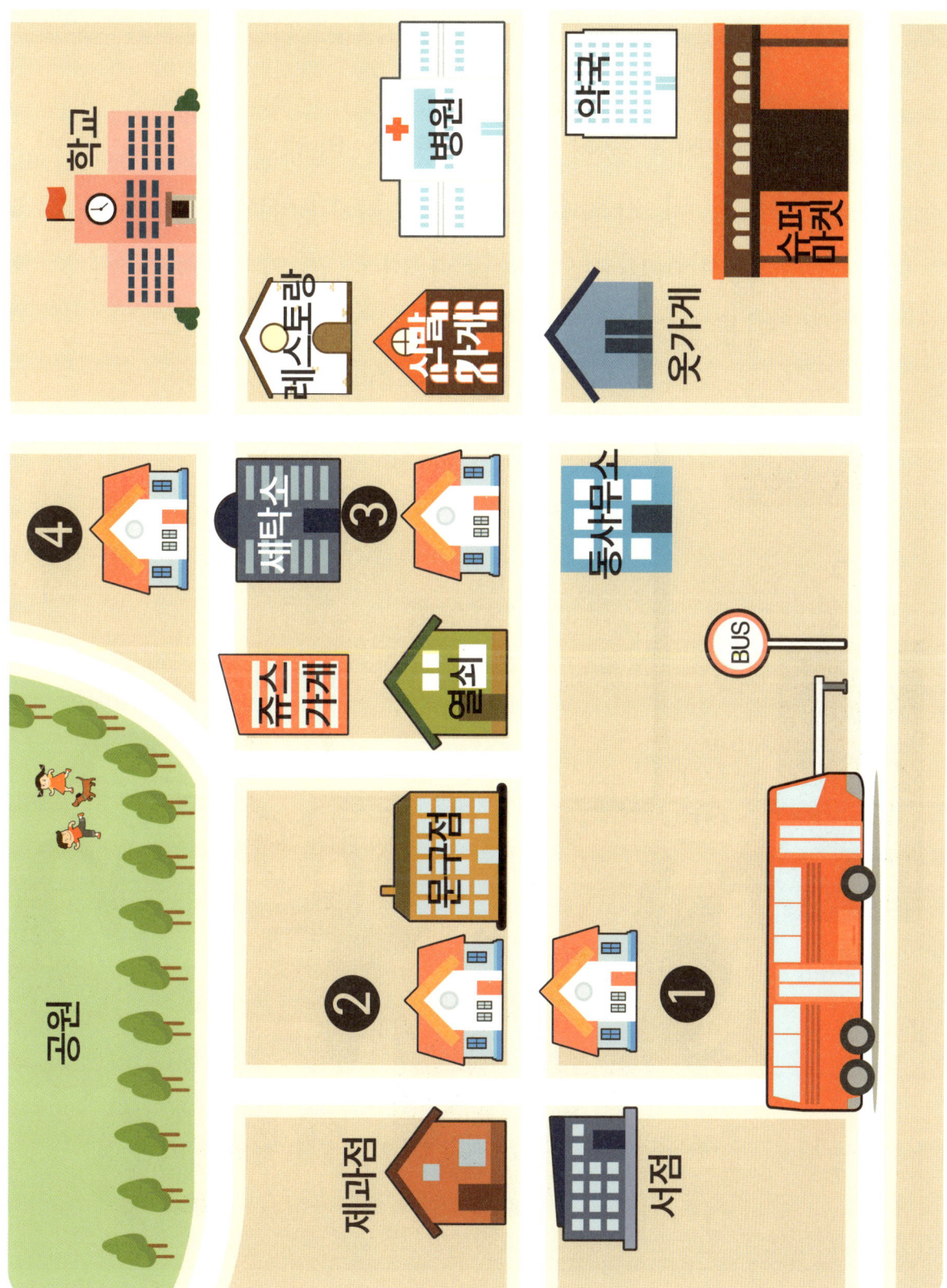

24일

날짜: _____ 년 _____ 월 _____ 일 _____ 요일   날씨: _____
시작 시각: _____ 시 _____ 분   마친 시각: _____ 시 _____ 분

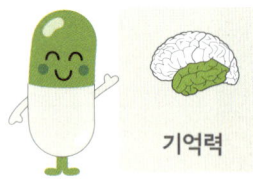
기억력

할아버지들이 동창 모임을 위해 모였습니다. 식사를 마친 뒤 커피숍에서 음료를 마시며 이야기를 나눕니다. 할아버지의 얼굴과 마시고 있는 커피, 또는 차의 이름을 기억해 두세요.

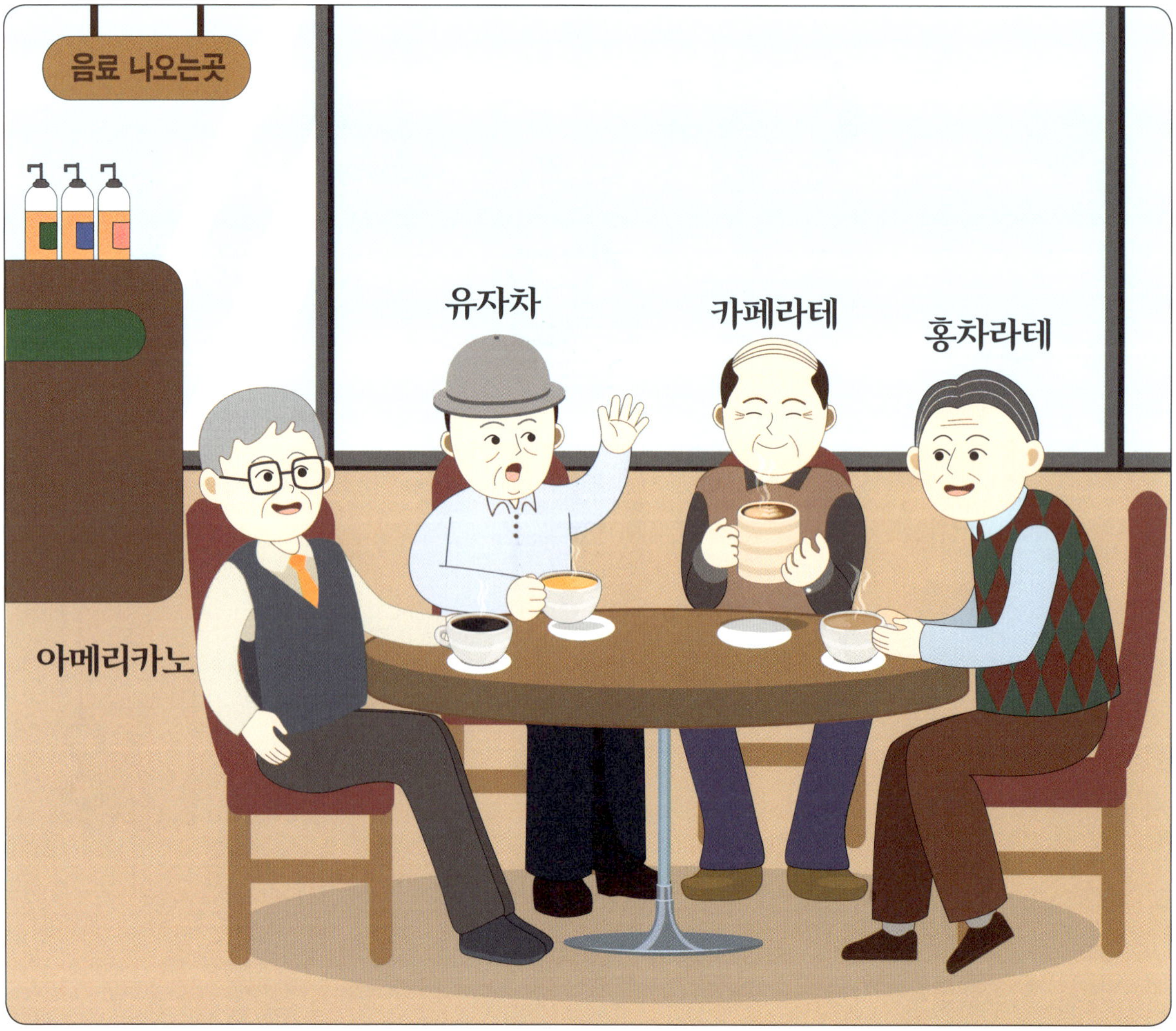

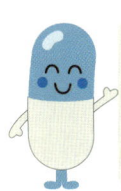

언어 기능

보기에서 말을 골라 문장이 자연스럽게 이어지도록 (   )에 적어 보세요.

보기

시큰거렸다	따른다	깨달았다	끌어당겼다
서둘렀다	다정하시다	물들었다	붉어졌다
찢었다	웃고 있다	사랑한다	쓰다듬었다

1. 그렇게 하면 안 됐지만 동생과 다투다 너무 화가 난 나머지 동생의 책을 (   ).

2. 우리 할아버지와 할머니는 나에게 늘 (   ).

3. 단풍이 빨갛게 (   ).

4. 약속 시간이 얼마 남지 않아 하던 일을 (   ).

5. 우리 집 강아지는 나를 잘 (   ).

6. 신랑 신부가 서로 마주 보며 (   ).

7. 슬픈 드라마를 보면서 눈시울이 (   ).

8. 우리 엄마는 언제나 나를 (   ).

9. 스승님의 소중한 조언과 격려 덕분으로 앞으로 내가 어떻게 해야 할지 (   ).

10. 잠자는 아이의 머리를 (   ).

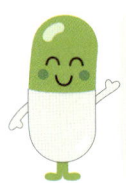 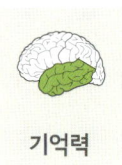
기억력

앞 장(92쪽)에서 본 커피숍 장면을 머릿속에 그려 보세요. 할아버지들의 얼굴과 마시고 있던 음료의 이름을 떠올리면서 다음 문제에 답해 보세요.

1. 카페라테를 마신 할아버지는 누구인가요?

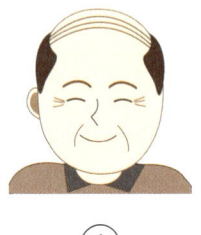 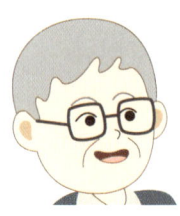 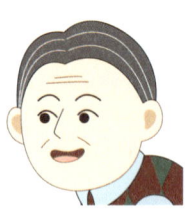 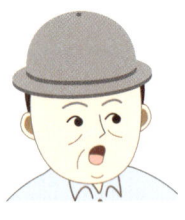
① ② ③ ④

2. 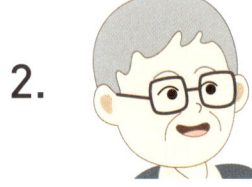 이 할아버지는 어떤 음료를 마셨나요?

① 캐러멜 마키아토   ② 유자차   ③ 아메리카노   ④ 녹차

3. '유자차-홍차라테'를 마신 할아버지 두 명을 순서대로 잘 연결한 것은 몇 번인가요?

① 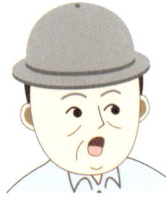 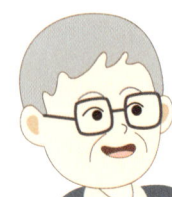   ②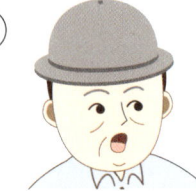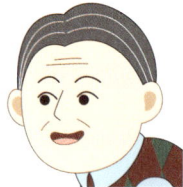

③ 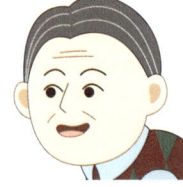 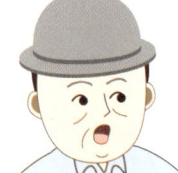   ④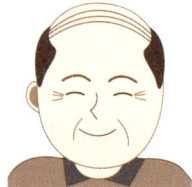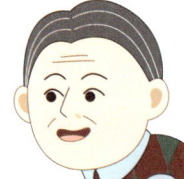

25일

날짜: _____년 ____월 ____일 ____요일 날씨: _____
시작 시각: ____시 ____분 마친 시각: ____시 ____분

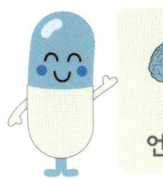 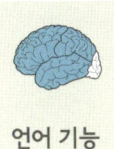
언어 기능

뜻이 비슷한 단어끼리 선으로 연결해 보세요.

사람 •	• 스승님
놀이 •	• 최고
으뜸 •	• 바램
이름 •	• 차도
소망 •	• 인간
선생님 •	• 오락
가족 •	• 성명
도로 •	• 식구
친구 •	• 벗

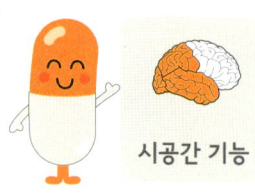

다음 그림을 90도, 180도, 270도로 돌리면 어떤 모양이 될지 빈칸에 그려 보세요.

1.

그림	90도
J / ΣC	

180도	270도

2.

그림	90도
▦ Z / G	

180도	270도

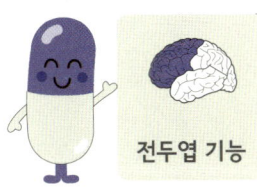

가로, 세로, 대각선에 있는 숫자의 합이 모두 15가 되도록 숫자를 빈칸에 적어 보세요. 숫자는 1부터 9까지 한 번씩만 사용할 수 있습니다.

1.

6		2
	5	

2.

3		
8	1	

26일

날짜: _____ 년 ___ 월 ___ 일 ___ 요일   날씨: _____
시작 시각: ___ 시 ___ 분   마친 시각: ___ 시 ___ 분

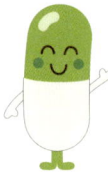 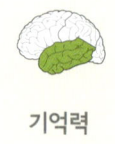
기억력

다음은 동계 올림픽 종목의 픽토그램입니다. 그림과 종목 이름을 잘 기억해 두세요.

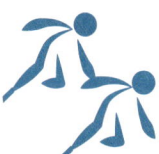
쇼트트랙

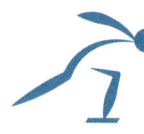
스피드 스케이팅

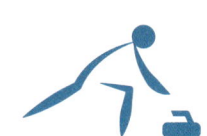
컬링

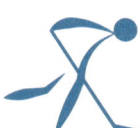
아이스하키

바이애슬론

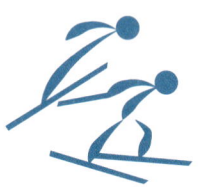
노르딕 복합

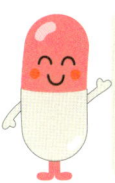
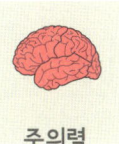

주의력

보기의 기호-글자가 조합된 것을 사용하여 아래 빈 칸을 채워 보세요.

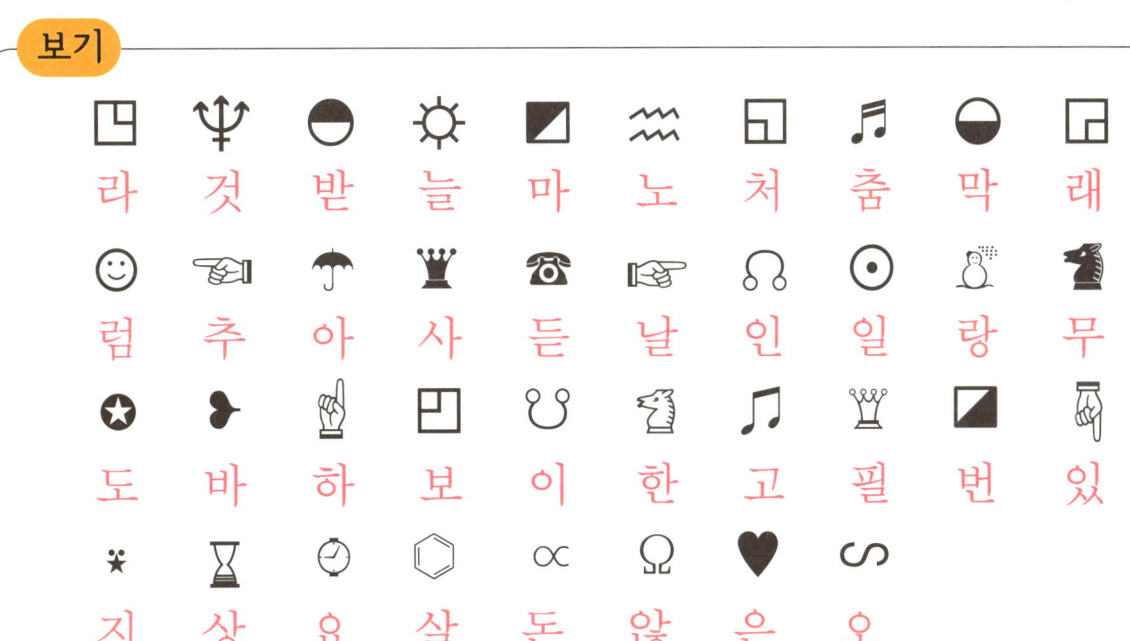

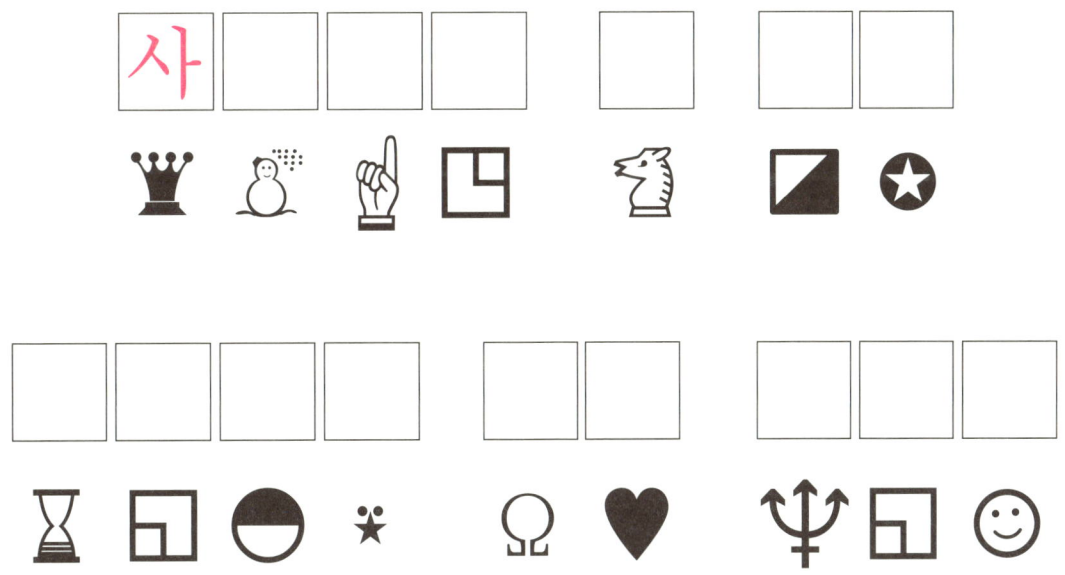

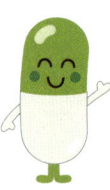 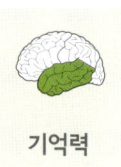

앞 장(98쪽)에서 본 픽토그램과 종목 이름을 떠올리며 알맞게 연결해 보세요.

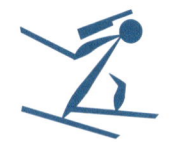   •   • 아이스하키

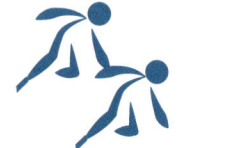   •   • 노르딕 복합

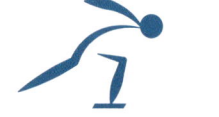   •   • 바이애슬론

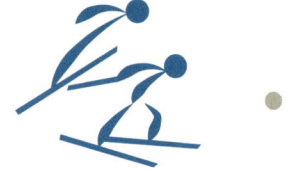   •   • 쇼트 트랙

   •   • 스피드 스케이팅

   •   • 컬링

27일

날짜: _____년 ___월 ___일 ___요일   날씨: _____
시작 시각: ___시 ___분   마친 시각: ___시 ___분

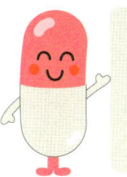
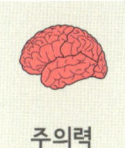
주의력

시작에서부터 3칸씩 옆으로 이동하면서 도형에 ○ 표시해 보세요. 그리고 ▲는 모두 몇 개인지 적어 보세요.
(　　　)개

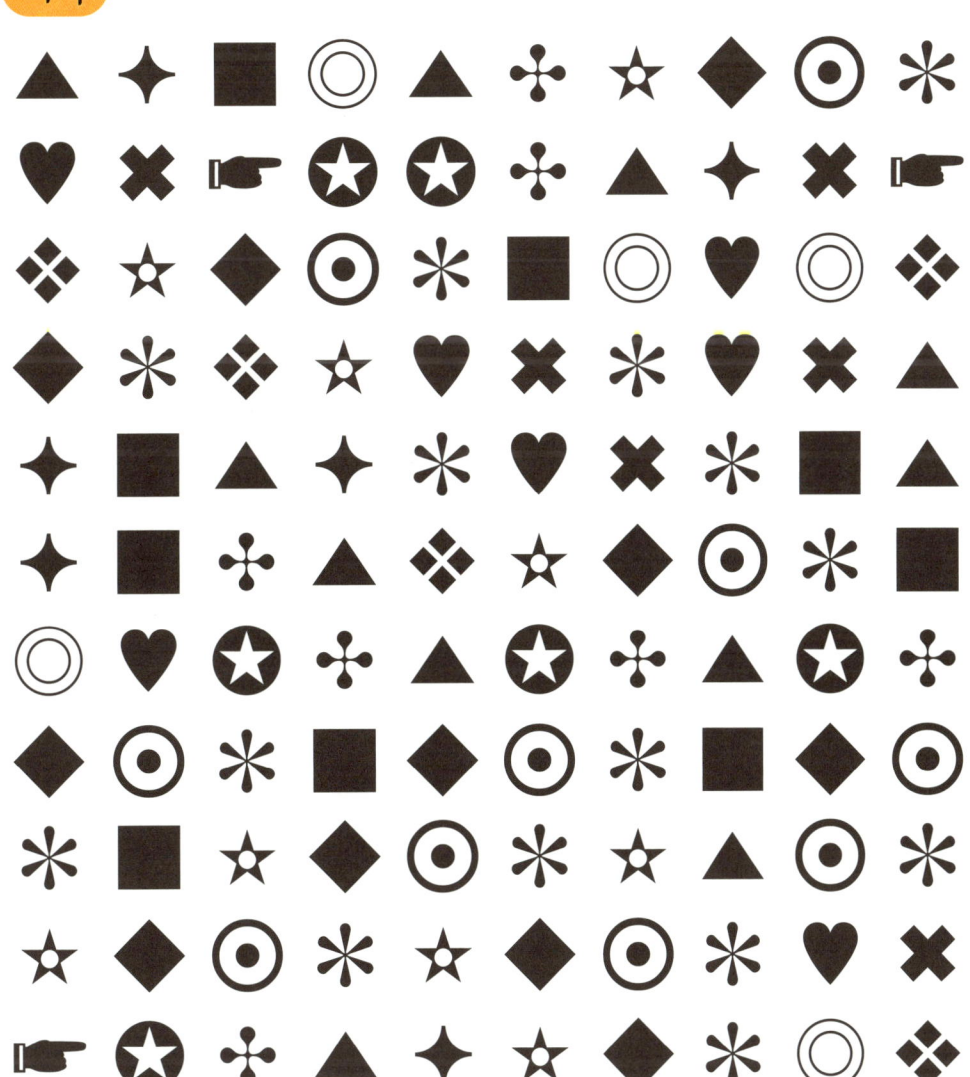

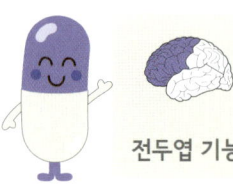

다음에서 다른 도형들의 모양, 위치 등이 변화되는 규칙을 잘 살핀 후에 ? 에 들어갈 도형에 ○ 표시해 보세요.

1.

①　②　③　④　⑤

2.

①　②　③　④

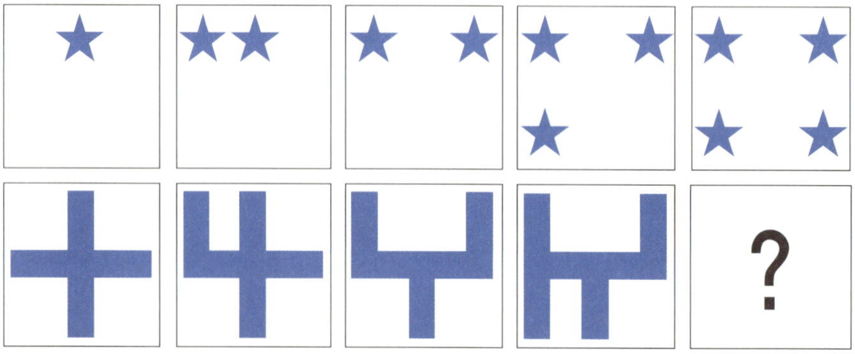

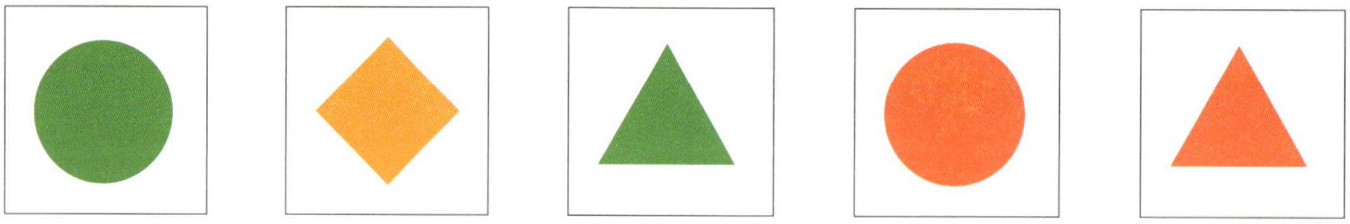

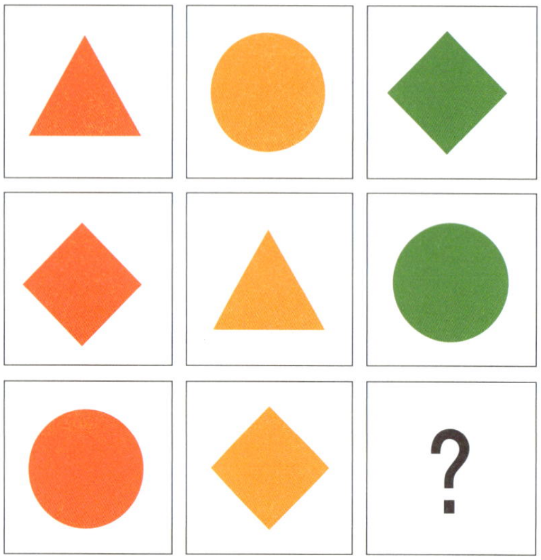

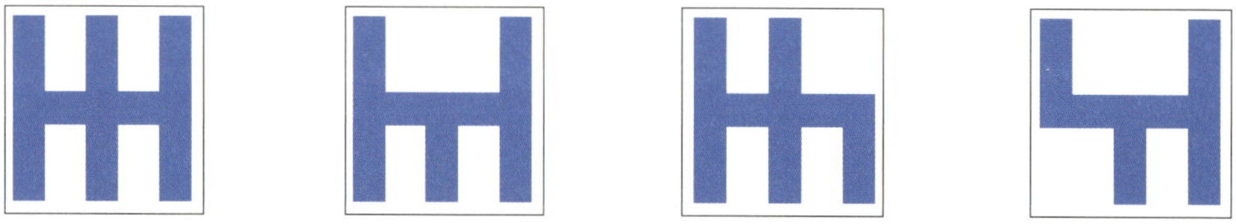

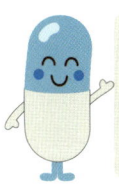 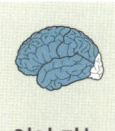

다음 글을 읽고 제목을 정하여 빈칸에 적어 보세요.

제목 |

담배를 금해야 하는 이유에는 여러 가지가 있다. 우선 담배에는 약 4천여 종의 화학물질이 섞여 있는데, 그중에서도 '타르'라고 하는 강력한 발암물질이 각종 암의 원인이 되고 있다. 흡연 중에 발생하는 이산화탄소 성분은 심혈관질환의 위험을 증가시키며, 니코틴은 중독을 초래한다. 이러한 중독의 심각성 때문에 흡연은 질병분류상 정신질환의 일종인 '물질사용장애'에 속해 있다.

뿐만 아니라 흡연은 가족들, 특히 어린 자녀에게 나쁜 영향을 끼친다. 흡연하는 부모를 둔 아이는 기관지염이나 폐렴과 같은 호흡기 질환에 걸리기 쉽고, 간접흡연에 자주 노출되면 급기야 아동기암에 걸릴 수도 있다.

따라서 나와 가족의 건강을 위해서라도 금연은 선택이 아닌 필수다. 뿐만 아니라 경제적으로도 많은 이득을 얻을 수 있는데, 매일 담배 한 갑 구입비(4,500원)로 저축을 할 경우 10년 후엔 이자까지 더해 1,700만 원을, 40년 후엔 8,500만 원 정도를 모을 수 있다. 나아가 흡연 관련 질환을 예방함으로써 의료비 지출을 막는 등 금연으로 인해 얻을 수 있는 이익은 상상 이상이다. 우리의 건강을 지키고, 경제적 손실을 막기 위해서라도 반드시 금연을 해야 한다.

《평생 주치의가 전하는 건강 레시피》, 서울아산병원 가정의학과 김영식 저 참조

28일

날짜: _____ 년 _____ 월 _____ 일 _____ 요일   날씨: _____
시작 시각: _____ 시 _____ 분   마친 시각: _____ 시 _____ 분

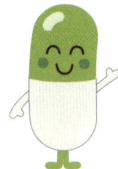 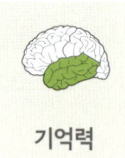

오늘은 손자가 초등학교에 입학하는 날입니다. 손자에게 예쁘게 옷을 입힌 후 손을 잡고 함께 학교에 갑니다. 손자는 어떤 옷차림일지 그림을 보고 질문에 답해 보세요.

1. 손자의 티셔츠 색은 몇 번인가요? (   )
   ① ② ③ ④ ⑤

2. 손자의 바지 색은 몇 번인가요? (   )
   ① ② ③ ④ ⑤

3. 손자의 모자 색은 몇 번인가요? (   )
   ① ② ③ ④ ⑤

4. 손자의 가방 색은 몇 번인가요? (   )
   ① ② ③ ④ ⑤

5. 손자의 운동화 색은 몇 번인가요? (   )
   ① ② ③ ④ ⑤

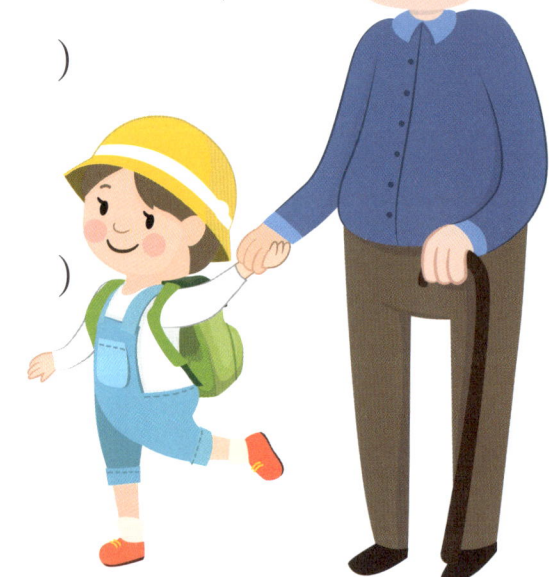

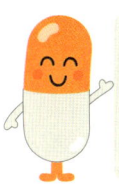 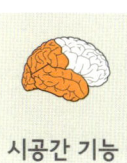 시공간 기능

다음 그림에서 겹쳐져 있는 과일의 이름을 모두 아래 빈칸에 적어 보세요.

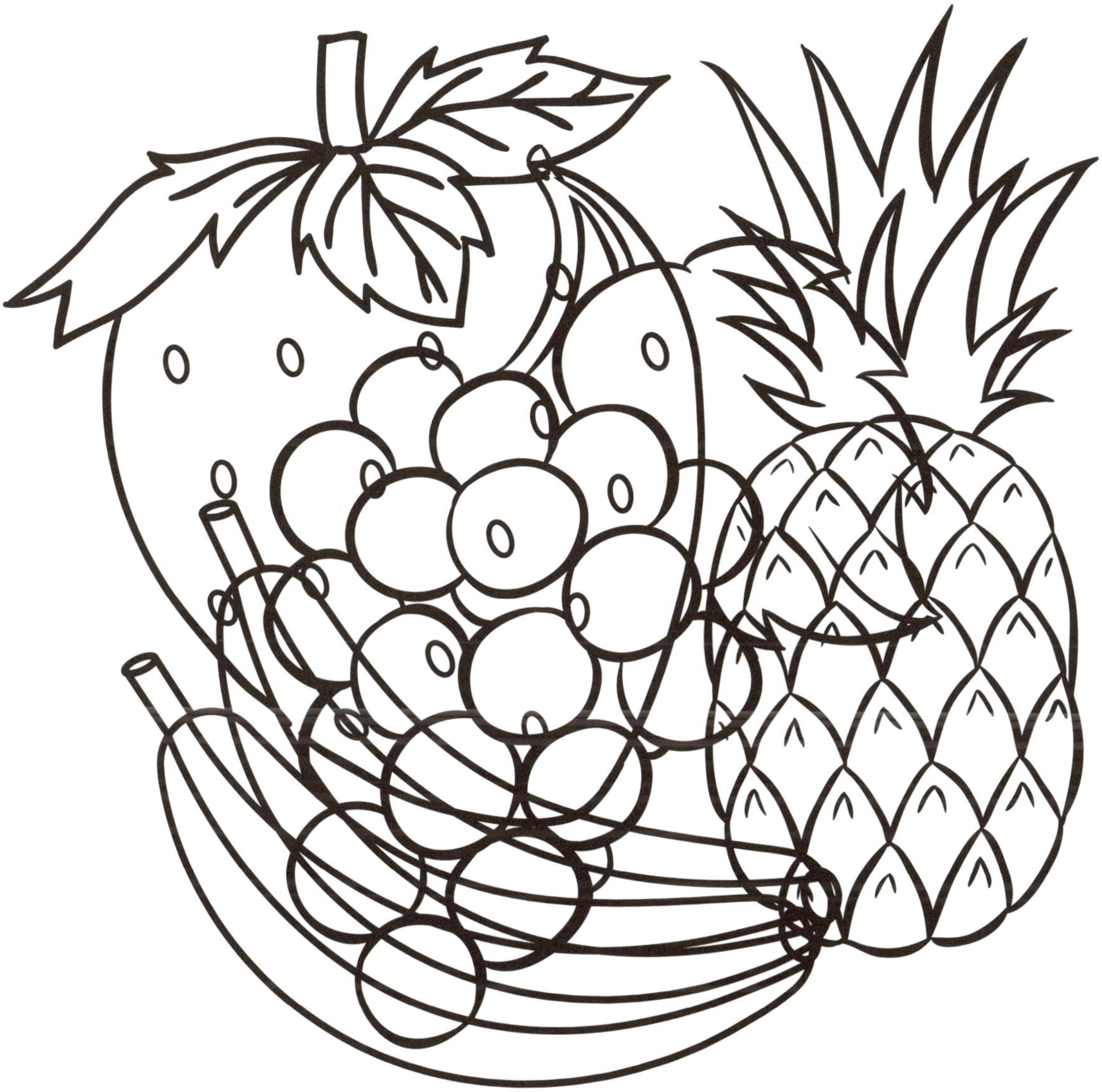

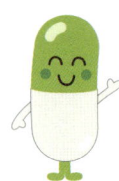 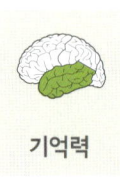
기억력

앞 장(104쪽)에서 손자의 손을 잡고 함께 초등학교 입학식에 간 일을 떠올려 보세요. 손자가 입었던 옷이나 가방의 색을 기억하시나요? 아래에서 손자의 모습과 일치하는 아이는 몇 번 인가요? (   )

①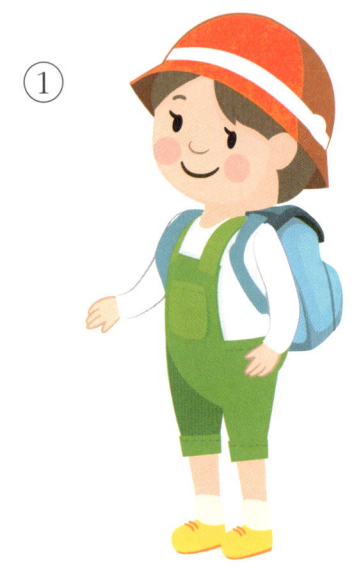

②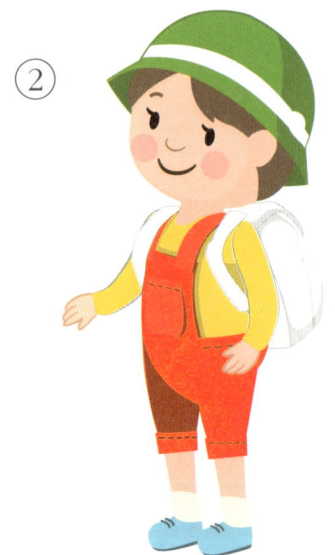

③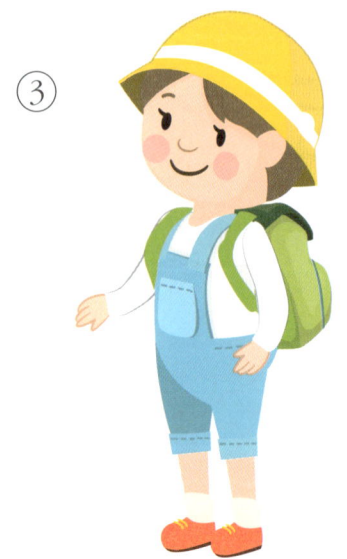

④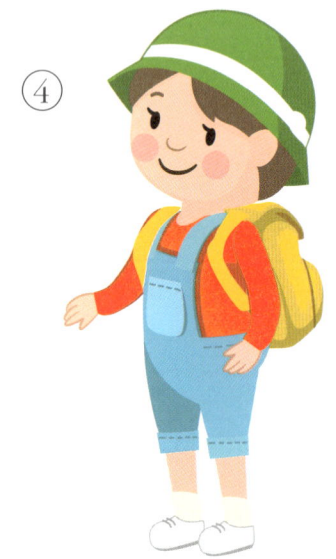

29일

날짜: _____ 년 ___ 월 ___ 일 ___ 요일   날씨: _____
시작 시각: ___ 시 ___ 분   마친 시각: ___ 시 ___ 분

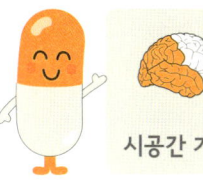

어떤 물건을 사려고 합니다. 이동 경로 의 화살표 방향을 따라가면 그 물건이 무엇인지 알 수 있어요. 무엇일까요? (_____)

이동 경로

→ ▶ ↓ ▶ ↓ ▶ → ▶ ↑ ▶ →

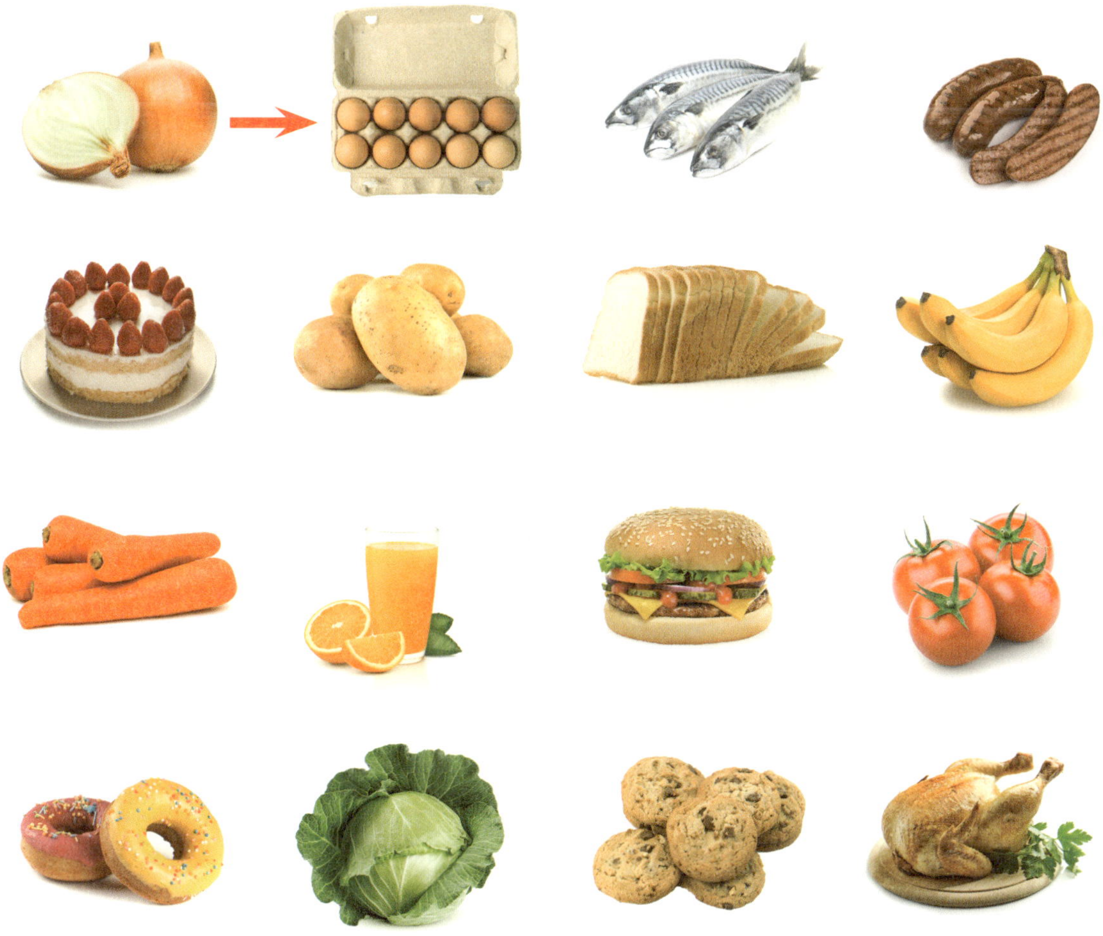

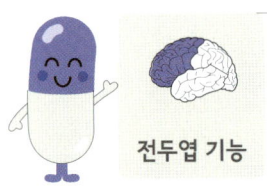
전두엽 기능

다음 5개의 숫자 중 규칙에 맞지 않는 1개의 숫자를 각각 찾아보세요. 그리고 나머지 숫자들과 어떻게 다른지 그 이유를 보기 에서 골라 ( )에 적어 보세요.

> **보기**
> ❶ 2의 배수가 아닙니다.
> ❷ 7의 배수가 아닙니다.
> ❸ 10의 자릿수가 아닙니다.
> ❹ 5의 배수가 아닙니다.

1. | 13 | 18 | 11 | 21 | 16 | 이유 | (   )

2. | 12 | 32 | 25 | 8 | 20 | 이유 | (   )

3. | 11 | 15 | 55 | 75 | 30 | 이유 | (   )

4. | 14 | 22 | 63 | 35 | 49 | 이유 | (   )

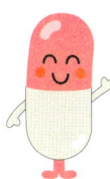 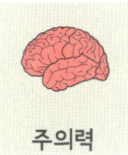

다음 그림에서 분홍색 잎을 제외한 나머지 잎에 △표 시해 보세요.

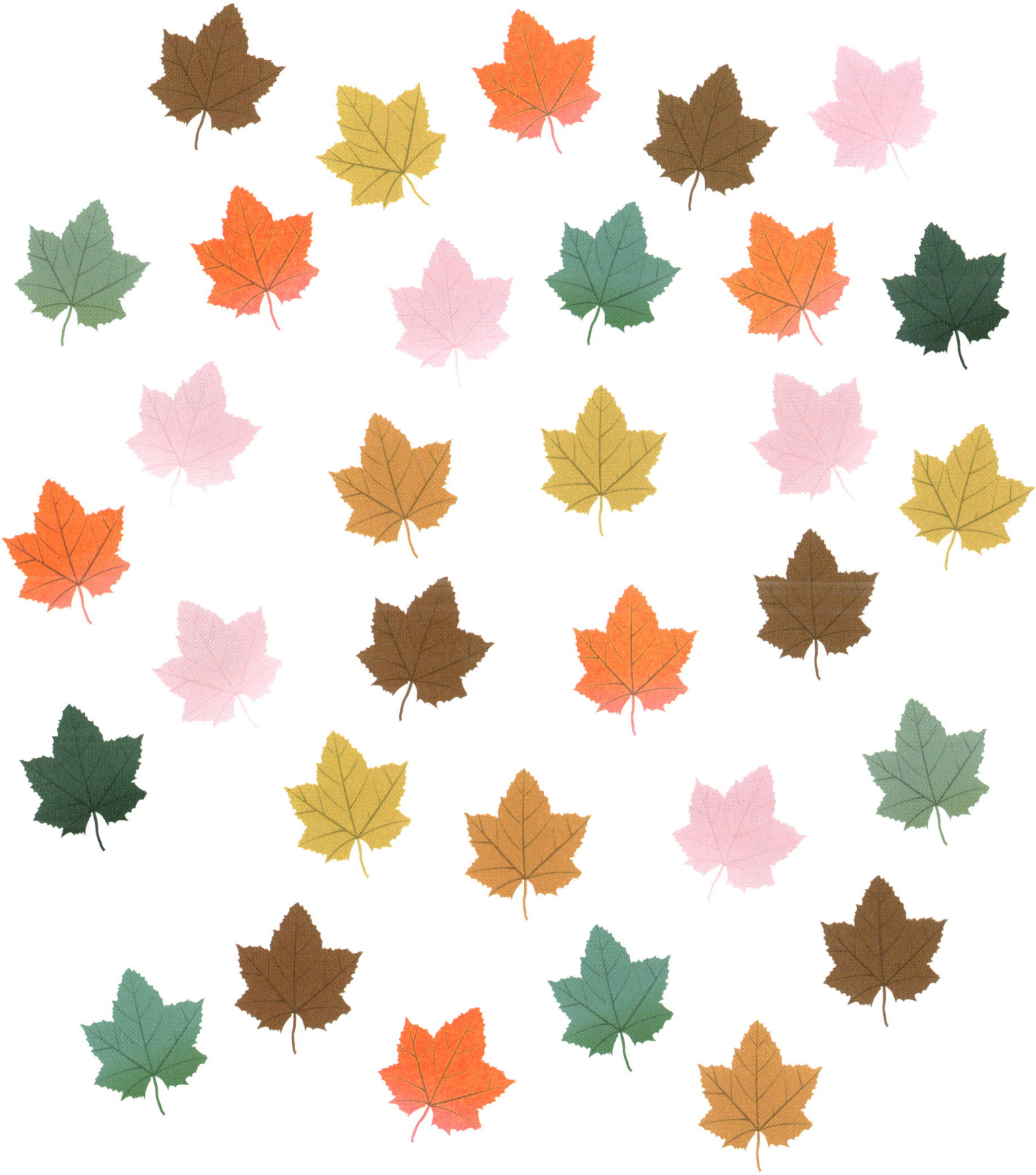

30일

날짜: ___년 ___월 ___일 ___요일   날씨: ___
시작 시각: ___시 ___분   마친 시각: ___시 ___분

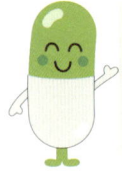 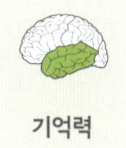
기억력

다음은 우리나라의 세시풍속과 절기 음식입니다. 잘 기억해 두세요.

정월 대보름 음력 1월 15일	오곡밥, 나물, 귀밝이술, 부럼 등	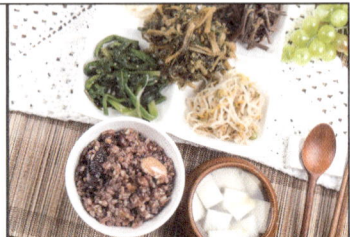
단오 음력 5월 5일	수리취떡, 제호탕, 앵두화채 등	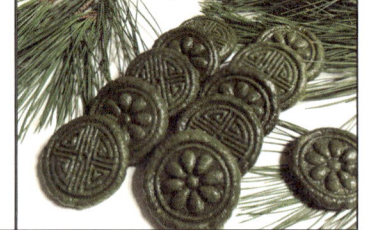
칠석 음력 7월 7일	호박전, 밀병, 밀국수 등	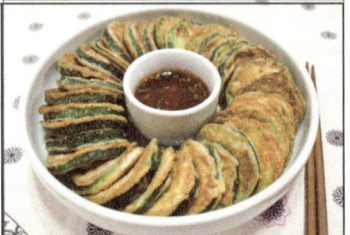
동지 양력 12월 22일이나 23일 무렵	동지팥죽, 전약(煎藥), 팥 시루떡 등	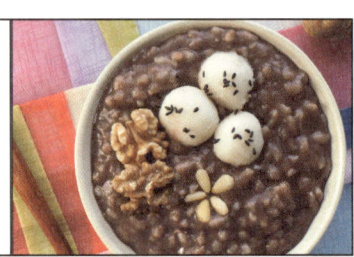

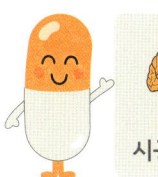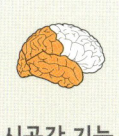

시공간 기능

다음 그림을 아래 표에 똑같이 그려 보세요.

1.

⊙			♣	
		●		
◐			♠	☆

2.

♂	♪	▷	⦀	◆
▪	₩	$	#	@
%	&	£	♫	¥

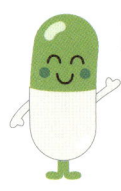 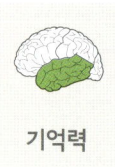

기억력

앞 장(110쪽)에서 외웠던 세시풍속과 절기 음식을 떠올리면서 다음 질문에 답해 보세요.

1. 정월 대보름은 며칠인가요?
    ① 음력 1월 15일   ② 음력 5월 5일
    ③ 음력 7월 7일   ④ 양력 12월 22일이나 23일 무렵

2. 칠석에 먹는 음식은 무엇인가요?
    ① 오곡밥과 나물   ② 수리취떡, 앵두 화채
    ③ 호박전   ④ 팥죽

3. 단오에 먹는 음식은 무엇인가요?

①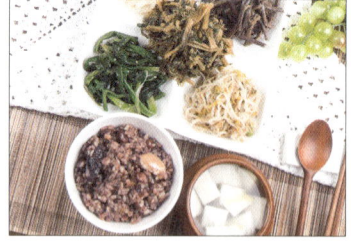

②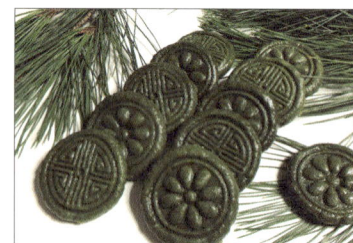

③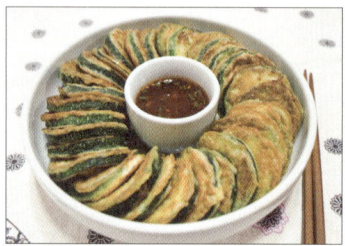

④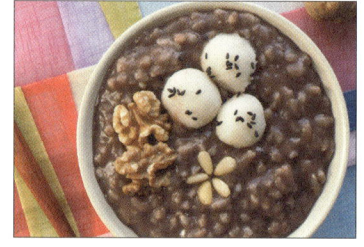

매일매일 뇌의 근력을 키우는 치매 예방 문제집

365 Brain Fitness
365 브레인 피트니스

정 답

03

1일

날짜: 년 월 일 요일 날씨:
시작 시각: 시 분 마친 시각: 시 분

다음은 사다리 타기 게임입니다. 각 숫자와 짝을 이루는 동물의 이름을 ( )에 적어 보세요.

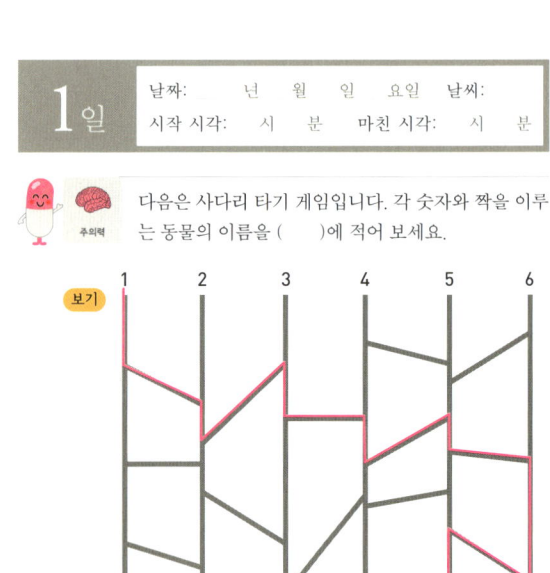

1. (고양이) 2. (돼지) 3. (소)
4. (참새)   5. (양)   6. (개)

다음 문제를 풀어보세요. 보기 에서 골라 답을 적어 보세요.

보기
바나나, 체리, 맑은 하늘, 숯, 코끼리, 해바라기, 겨울 눈, 피, 잔디, 연필심, 고추장, 시금치, 시멘트, 중앙선, 개나리, 오이, 먹물, 옥수수 알갱이, 바다

1. 노란색을 띠는 것들을 적어 보세요.
➡ 바나나, 해바라기, 중앙선, 개나리, 옥수수 알갱이

2. 빨간색을 띠는 것들을 적어 보세요.
➡ 체리, 고추장, 피

3. 무채색(흰색, 회색, 검은색)을 띠는 것들을 적어 보세요.
➡ 숯, 코끼리, 겨울 눈, 연필심, 시멘트, 먹물

다음 왼쪽 상자에는 어떤 도형들이 겹쳐 있는지 보기 에서 찾아 그려 보세요.

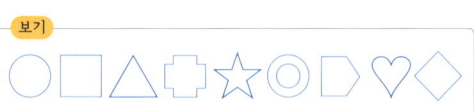

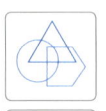 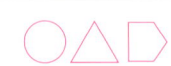

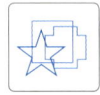 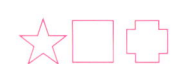

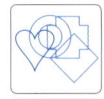 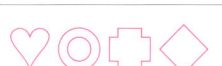

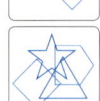 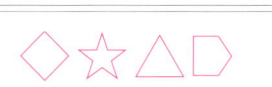

 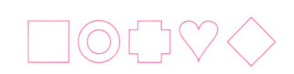

2일

날짜:　　　년　월　일　요일　날씨:
시작 시각:　　시　분　마친 시각:　　시　분

기억력 다음은 멸종 위기 동물들입니다. 동물들의 생김새와 이름을 잘 기억해 두세요.

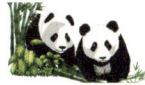 쓰촨 자이언트판다

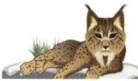 이베리아 스라소니

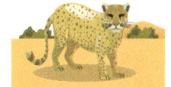 아무르 표범

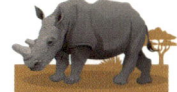 사하라 북부흰코뿔소

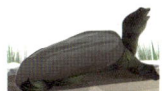 양쯔강 대왕자라

전두엽 기능 건물 짓기 게임을 해 볼까요? 1층, 2층, 3층짜리 건물 3채를 한 줄로 나란히 세우려 합니다(단, 같은 열과 행에는 같은 층수의 건물을 세울 수 없습니다). 아래 그림처럼 왼쪽에서 볼 때 건물 1채가 보이고, 오른쪽에서 볼 때 건물 2채가 보인다면, 3채의 건물이 각각 어떤 순서로 세워진 것일까요?

1채 → | 3층 건물 | 1층 건물 | 2층 건물 | ← 2채

■ 위와 같은 방식으로 아래의 문제를 풀어 보세요. 빈칸에 어떤 건물이 들어갈지 건물의 층수를 적어 보세요.

1채 ↓

2층	3층	1층
3층	1층	2층	← 2채
1층	2층	3층

앞 장(26쪽)에서 본 멸종 위기 동물과 이름을 알맞게 연결해 보세요.

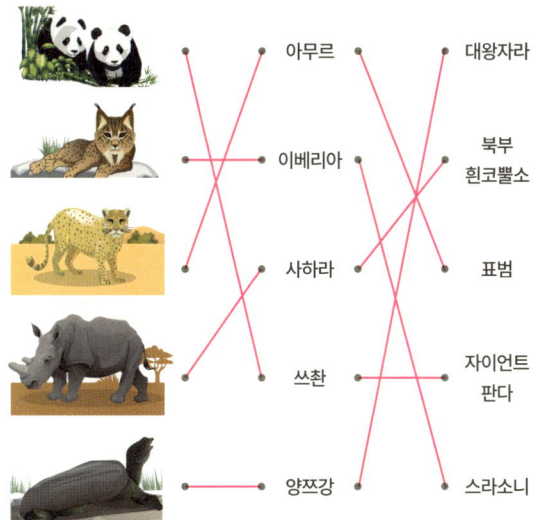

3일

날짜:　　　년　월　일　요일　날씨:
시작 시각:　　시　분　마친 시각:　　시　분

주의력 다음 그림에서 이와 같은 크기인 ♥를 모두 찾아 ○ 표시해 보세요. 그리고 모두 몇 개인지 개수도 적어보세요. (30)개

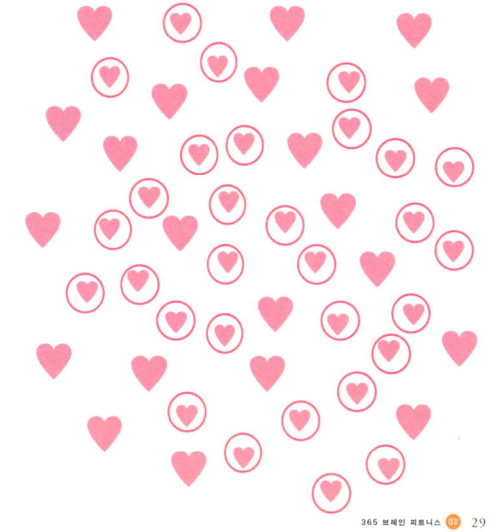

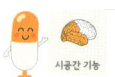 다음 그림에서 얼굴이 다른 한 사람을 찾아 ○표시해 보세요.

1.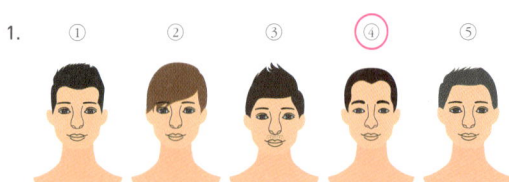

2.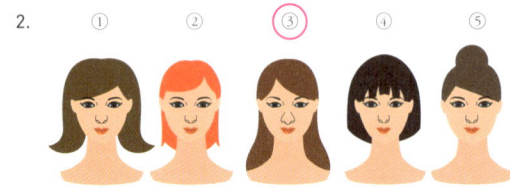

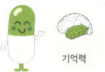 다음에서 색 구슬들의 위치가 변하는 것을 잘 보고 ?에 들어갈 구슬을 골라 ○표시해 보세요.

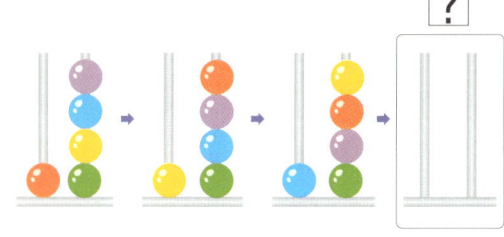

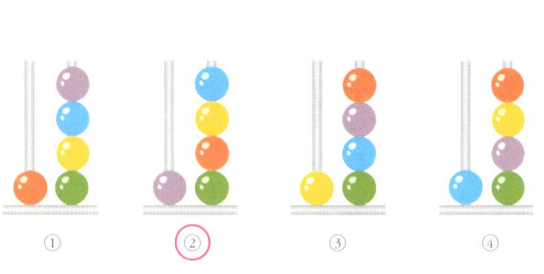

4일

날짜: 년   월   일   요일   날씨:
시작 시각: 시   분   마친 시각: 시   분

왼쪽의 기호는 일기예보에 새로 사용할 날씨 기호입니다. 각 날씨에 맞는 기호를 잘 기억해 두세요.

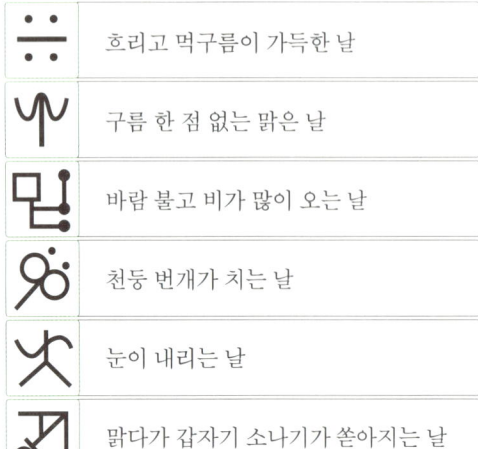

보기를 참조하여 제시한 자음과 모음을 한 번씩만 사용하여 단어를 만들어 빈칸에 적어 보세요.

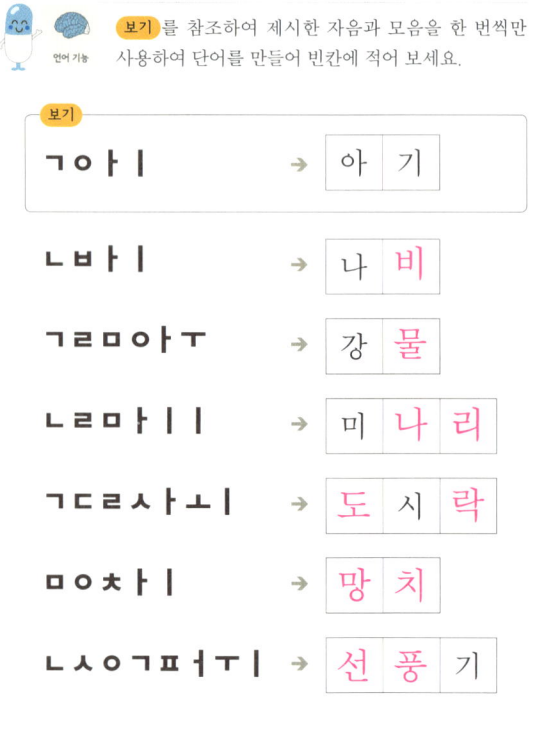

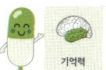 앞 장(32쪽)에서 새로운 날씨 기호를 보고 기억하였습니다. 각 날씨에 해당하는 기호와 뜻을 연결해 보세요.

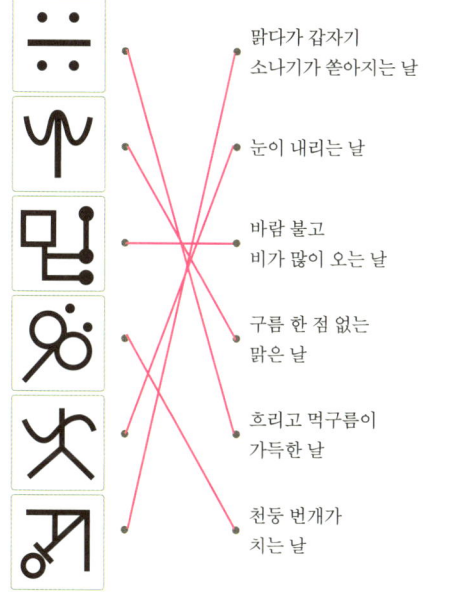

5일

날짜:　　년　월　일　요일　날씨:
시작 시각:　　시　분　마친 시각:　　시　분

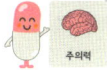 다음 표에는 두 자릿수 숫자들이 적혀 있습니다. 각각의 자릿수를 더한 값이 10인 숫자를 찾아 ○표시해 보세요.

28	45	77	85	13	20
11	88	91	27	45	64
39	15	63	49	74	18
30	73	21	10	57	29
54	94	66	24	46	36
26	41	33	19	52	70
55	12	40	71	65	82

 다음에서 우리가 실제로 사용하지 않는 비단어를 모두 찾아 ○표시해 보세요.
(비단어란? 자음과 모음의 조합으로 만들 수 있지만, 실제로는 존재하지 않고 사용하지 않는 단어)

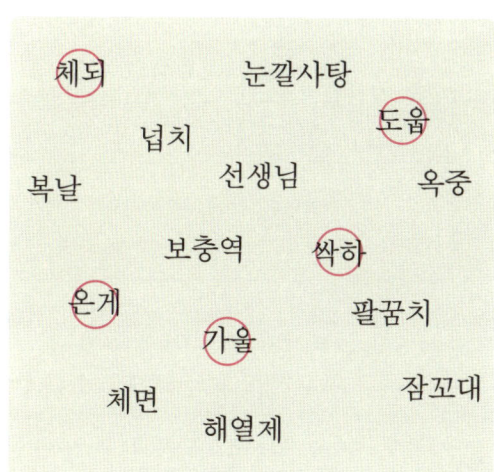

다음 그림을 보고 가장 밑바닥부터 맨 위까지 도형의 색깔을 순서대로 적어 보세요.

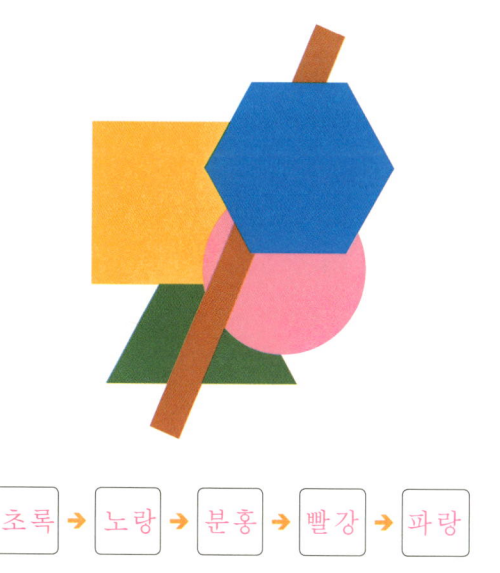

초록 → 노랑 → 분홍 → 빨강 → 파랑

6일

날짜: 년 월 일 요일 날씨:
시작 시각: 시 분 마친 시각: 시 분

기억력 다음은 한용운 시인의 시 '사랑하는 까닭'의 일부입니다. 시를 천천히 또박또박 큰 소리로 읽고 외워 보세요.

내가 당신을 사랑하는 것은
까닭이 없는 것이 아닙니다

다른 사람들은
나의 홍안만을 사랑하지마는
당신은 나의 백발도 사랑하는 까닭입니다

내가 당신을 그리워하는 것은
까닭이 없는 것이 아닙니다

다른 사람들은
나의 미소만을 사랑하지마는
당신은 나의 눈물까지도 사랑하는 까닭입니다

주의력 〈보기〉와 같이 다음 숫자 또는 글자들을 순서대로 써 보고 다시 거꾸로도 적어 보세요.

보기: 1 2 → | 1 2 | / | 2 1 |

1. 11 15 16 19 → 11 15 16 19 / 19 16 15 11
2. 28 34 56 78 → 28 34 56 78 / 78 56 34 28
3. 금 수 강 산 → 금 수 강 산 / 산 강 수 금
4. 고 맙 습 니 다 → 고 맙 습 니 다 / 다 니 습 맙 고
5. 우 주 탐 사 선 → 우 주 탐 사 선 / 선 사 탐 주 우

기억력 앞 장(38쪽)에서 암송한 시를 떠올리면서, 다음 질문에 답해 보세요.

1. 시의 제목은 무엇이었나요?
 (사랑하는 까닭)

2. 시를 지은 작가는 누구인가요? (④)
 ① 김소월 ② 윤동주 ③ 박경리 ④ 한용운

3. 다음 시를 다시 한 번 읽고 ( )를 채워 보세요.

> 내가 당신을 (사랑)하는 것은
> 까닭이 없는 것이 아닙니다
>
> 다른 사람들은
> 나의 (홍안)만을 사랑하지마는
> 당신은 나의 (백발)도 사랑하는 까닭입니다
>
> 내가 당신을 그리워하는 것은
> 까닭이 없는 것이 아닙니다
>
> 다른 사람들은
> 나의 (미소)만을 사랑하지마는
> 당신은 나의 (눈물)까지도 사랑하는
> 까닭입니다.

7일

날짜: 년 월 일 요일 날씨:
시작 시각: 시 분 마친 시각: 시 분

언어 기능 다음 단어들을 국어 사전의 순서대로 나열해 ( )에 적어 보세요.

1. ■구둣솔, 구두창, 구두쇠, 구두코
 구두 → (구두쇠) → (구두창) → (구두코) → (구둣솔) → (구름)

2. ■너무, 너스레, 너머, 너럭바위
 너 → (너럭바위) → (너머) → (너무) → (너스레) → (너울)

3. ■다람쥐, 다도해, 다둥이, 다락방
 다도 → (다도해) → (다둥이) → (다락방) → (다람쥐) → (다랑어)

4. ■마련, 마대, 마당, 마라톤
 마늘 → (마당) → (마대) → (마라톤) → (마련) → (마루)

다음은 김밥의 조리법입니다. 그런데 순서가 뒤죽박죽되어 있습니다. 적절한 순서대로 번호를 (   )에 적어 보세요.

(**3**) - (**5**) - (**1**) - (**6**) - (**2**) - (**4**)

| 김밥 만들기 조리법 |

1. 도마에 김을 올려놓고, 그 위에 한 줌 정도의 밥을 깔아 준다.
2. 김밥이 터지지 않도록 잘 말아준다.
3. 제일 먼저 고슬고슬하게 지은 밥에 깨, 소금, 참기름으로 양념을 한다.
4. 김밥을 적당한 크기로 썰어서 접시에 담는다.
5. (1) 오이는 깨끗이 씻어서 채 썬 다음 소금에 절여 준비한다.
   (2) 어묵과 맛살 또는 햄에 소금을 살짝 뿌리고 프라이팬에 구워 낸다. 계란 지단은 두껍게 익힌 뒤 썰어서 준비한다.
   (3) 단무지는 적당한 크기로 썰어서 준비한다.
6. 준비한 재료들을 밥 위에 올린다.

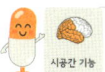 그림을 보고 무엇이 어느 위치에 있는지 확인한 후, 아래 질문에 답해 보세요.

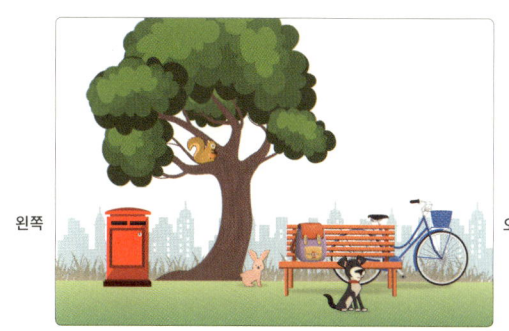

왼쪽   오른쪽

1. 벤치 위에는 무엇이 있나요?   (**가방**)
2. 개는 무엇의 앞에 있나요?   (**벤치**)
3. 나무의 왼쪽에는 무엇이 있나요?   (**우체통**)
4. 나무 위에는 무엇이 있나요?   (**다람쥐**)
5. 토끼의 기준에서 벤치는 오른쪽에 있나요? 아니면 왼쪽에 있나요?   (**왼쪽**)
6. 자전거는 무엇의 어디에 있나요?   (**벤치의 뒤**)

8일

날짜: 년   월   일   요일   날씨:
시작 시각: 시   분   마친 시각: 시   분

 다음은 강원도 지명과 특산물을 표시한 지도입니다. 지명과 특산물을 짝지어 잘 기억해 두세요.

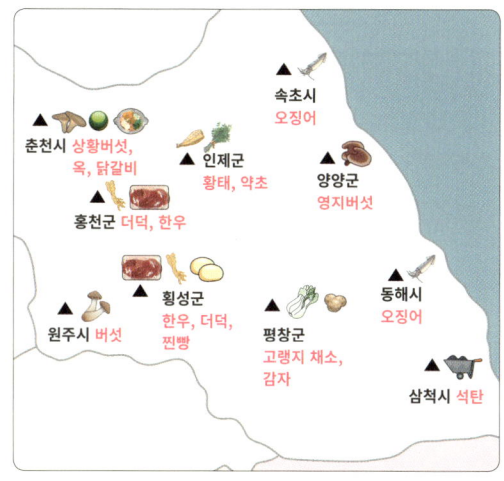

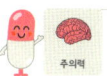 좌우 그림이 대칭을 이루면 ○, 그렇지 않으면 ╳ 표시해 보세요.

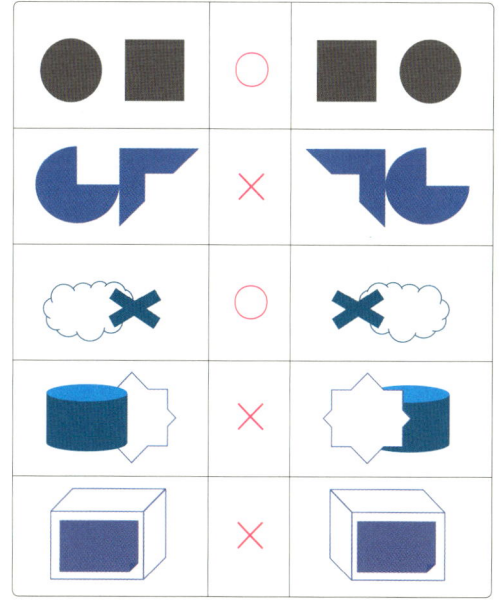

앞 장(44쪽)에서 기억한 지명과 특산물을 떠올리면서 아래 ( )에 답을 적어 보세요.

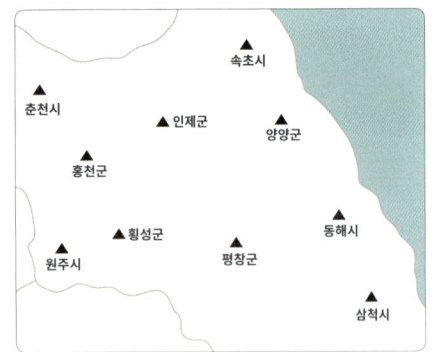

1. 춘천시: (상황), (옥), (닭갈비 버섯)
2. 홍천군: (더덕), (한우)
3. 원주시: (버섯)
4. 횡성군: (한우), (더덕), (찐빵)
5. 인제군: (황태), (약초)
6. 속초시: (오징어)
7. 양양군: (영지 버섯)
8. 평창군: (고랭지 채소), (감자)
9. 동해시: (오징어)
10. 삼척시: (석탄)

9일

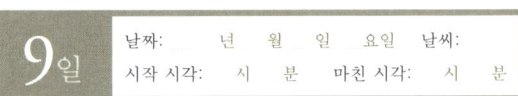

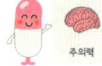 다음 동그라미 안의 그림을 유심히 살펴보세요. 그 중 중복되지 않는 하나뿐인 그림을 찾아 ○표시해 보세요.

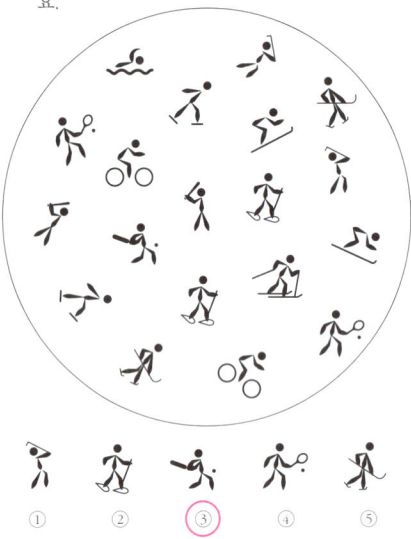

① ② ③ ④ ⑤

(③에 ○표시)

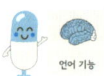 다음 문장에 공통적으로 들어갈 단어를 적어 보세요.

1. • 그 섬에는 하루에 두 번씩 **배** 가 들어온다.
   • 할아버지는 물이 많고 단 **배** 를 좋아하신다.

2. • **눈** 덮인 겨울 산이 하얗다.
   • 조용히 **눈** 을 뜨고 창문 사이로 흘러드는 달빛을 바라보았다.

3. • 그 상가를 운영하는 데는 **경비** 가 많이 든다.
   • 가끔 **경비** 가 없는 틈을 타 도둑이 침입하곤 한다.

4. • 이 언덕은 40° 정도 **경사** 를 이루고 있다.
   • 명절이거나 마을에 **경사** 가 있을 때면 정자나무 밑에 모여 놀곤 했다.

5. • 농사를 짓는 **가구** 가 해마다 줄고 있다.
   • 헌 **가구** 를 모두 새것으로 바꾸어 놓았더니 집 안 분위기가 밝아졌다.

 4개의 선을 연결하면 다양한 모양을 만들 수 있습니다. **보기** 를 참조하여 빈칸에 각기 다른 그림을 그려 보세요. (선의 길이가 달라도 괜찮습니다.)

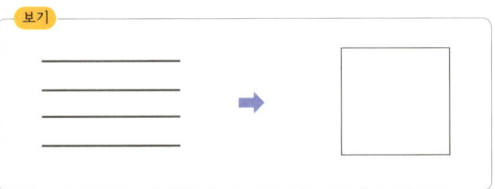

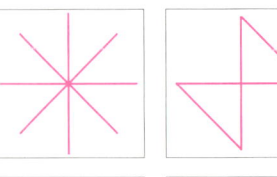 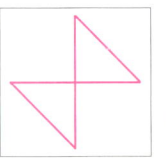 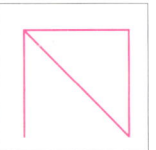

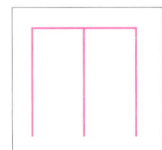 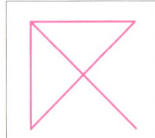 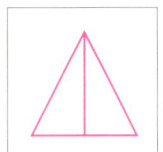

4개의 선이 이어져 있는 그림을 중복되는 것 없이 그렸다면 정답. 4개의 선 중 어느 하나라도 따로 떨어져 있지 않고, 서로 이어져 있다면 정답.

10일

날짜: 년 월 일 요일 날씨:
시작 시각: 시 분   마친 시각: 시 분

 오늘은 평소 잘 몰랐던 순우리말 단어에 대해 알아보겠습니다. 각 단어를 이용하여 하나의 문장을 만들어 보세요. 문장을 만들면서 새로 익힌 단어도 잘 기억해 두세요.

노루잠 | 깊이 들지 못하고 자꾸 놀라 깨는 잠
➡ 어젯밤은 피곤했는지 노루잠을 잤다.

잡도리 | 단단히 준비하거나 대책을 세움
➡ 이번에 더 좋은 직장으로 옮기기 위해 잡도리하였다.

짓먹다 | 지나치게 많이 먹다
➡ 새로 생긴 식당의 음식이 맛있어서 친구와 함께 짓먹었다.

우수리 | 물건값을 제하고 거슬러 받는 잔돈
➡ 시장에서 물건을 살 때는 우수리를 잘 챙겨야 해!

난달 | 길이 여러 갈래로 통한 곳
➡ 등산을 하던 중 난달을 만나 어디로 가야 할지 헤맸다.

예로 든 것이 아니더라도,
규칙에 맞게 쓰셨다면 정답입니다.

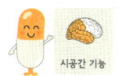 다음 그림에서  이 표정과 같은 기분을 느끼는 얼굴을 찾아 ◯ 표시를 하세요. 이 표정과 같은 기분을 느끼는 얼굴을 찾아 ✕ 표시를 하세요.

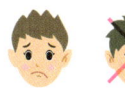 
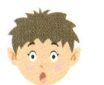  
   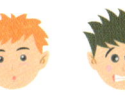

앞 장(50쪽)에서 다섯 가지 순우리말 단어를 익혔습니다. 단어와 뜻을 알맞게 연결해 보세요.

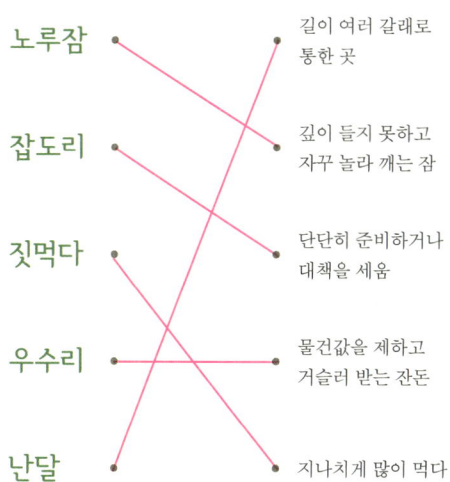

11일

날짜: 년 월 일 요일 날씨:
시작 시각: 시 분   마친 시각: 시 분

다음 명언을 완성해 보세요. 어떤 단어가 들어가야 하는지 (   )에 적어 보세요.

1. (하늘)이 무너져도 솟아날 구멍이 있다.
2. 실패는 (성공)의 어머니다.
3. 너 (자신)을 알라.
4. 인내는 쓰다. 그러나 (열매)는 달다.
5. 나는 생각한다. 고로 나는 (존재)한다.
6. 침묵은 (금)이다.
7. 무례한 사람의 행위는 내 행실을 바로잡게 해 주는 (스승)이다.
8. (주사위)는 이미 던져졌다.
9. 나의 사전에 (불가능)이란 없다.
10. 일이 잘못되면 (군자)는 제 탓을 하고 소인은 남을 탓한다.

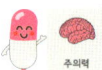 **추의력** 　보기의 원피스와 다른 그림을 찾아 ○ 표시하고 몇 개인지 세어 적어 보세요. (4)개

보기

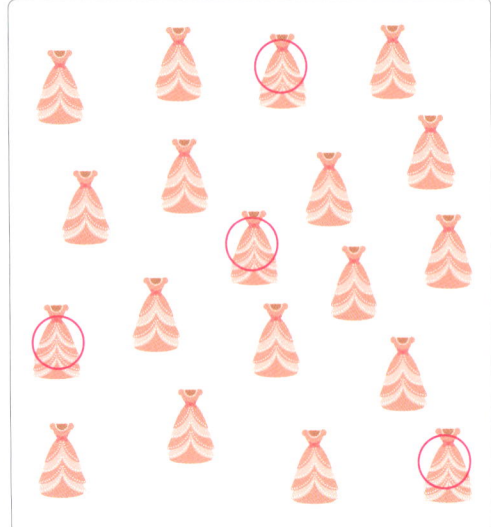

 전두엽 기능 　다음 박스에는 문제를 풀 수 있는 실마리가 적혀 있습니다. 잘 읽고 아래의 문제에 답해 보세요.

→ 나이가 적어짐

| 쥐띠 | 소띠 | 호랑이띠 | 토끼띠 | 용띠 | 뱀띠 | 말띠 | 양띠 | 원숭이띠 | 닭띠 | 개띠 | 돼지띠 |

■ 1936년, 쥐띠, 만 82세　■ 1966년, 말띠, 만 52세
(2018년 기준입니다.)

1. 1961년생은 무슨 띠인가요?　　　　　　(소띠)

2. 2018년에 만 나이가 58세인 사람은 무슨 띠인가요?
　　　　　　　　　　　　　　　　　　(쥐띠)

3. 김춘자 할머니는 주민등록상 출생 연도가 1934년으로 되어 있지만 실제 나이는 더 많습니다. 띠는 양띠로 기억하고 있습니다. 김춘자 할머니의 실제 나이는 만으로 몇 세인가요?
　　　　　　　　　　　　　　　　　　(87세)

12일

날짜:　　년　　월　　일　　요일　　날씨:
시작 시각:　　시　　분　　마친 시각:　　시　　분

 기억력 　다음 작품의 제목과 작가의 이름을 잘 기억해 두세요.

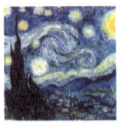
작품명: '별이 빛나는 밤'
작　가: 빈센트 반 고흐

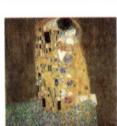
작품명: '키스'
작　가: 구스타프 클림트

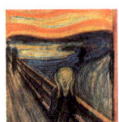
작품명: '절규'
작　가: 에드바르 뭉크

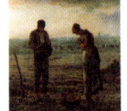
작품명: '만종'
작　가: 장 프랑수아 밀레

 추의력 　다음 글자들을 순서대로 읽으면서 '날'과 '정'이란 글자에만 ○ 표시해 보세요. 주의해야 할 점은 '날'만 따로 찾아 표시하거나, '정'만 따로 찾아 표시하면 안됩니다.

온라남소가돌⓪날상자혼⓪정길문척노심⓪날
⓪정사말라⓪정⓪날갈보오조구사마찰⓪날동임
주메리비이탕⓪정⓪날석리마하⓪날차개위하
크청유⓪정연동진⓪날⓪날의해중로추북에맘
학톡생그리임⓪날론⓪정지⓪정슬용세원⓪날스
렬육살⓪날⓪정해설로어게인⓪정할랑마사⓪날

앞 장(56쪽)의 내용을 떠올리면서 작품, 작가 이름, 작품 제목을 연결해 보세요.

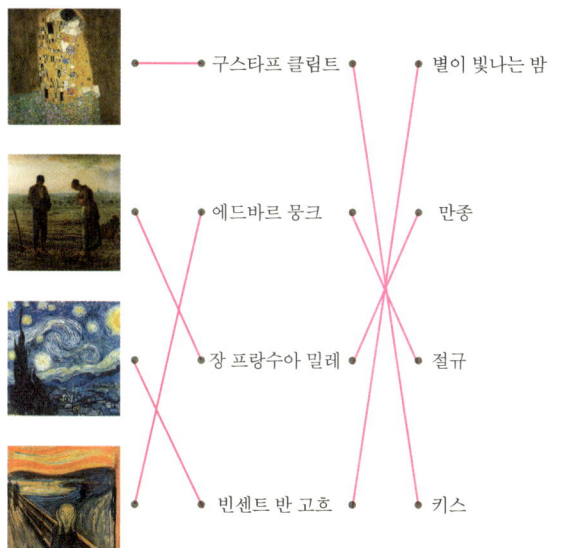

13일

날짜: 년 월 일 요일 날씨:
시작 시각: 시   분   마친 시각: 시   분

다음은 펜토미노 게임입니다. 제시된 3가지 도형을 이리저리 돌려가며 끼워 맞춰 전체 형태를 만들어야 하지요. **보기**를 참고하여 네 가지 문제에 선으로 표시해 보세요.

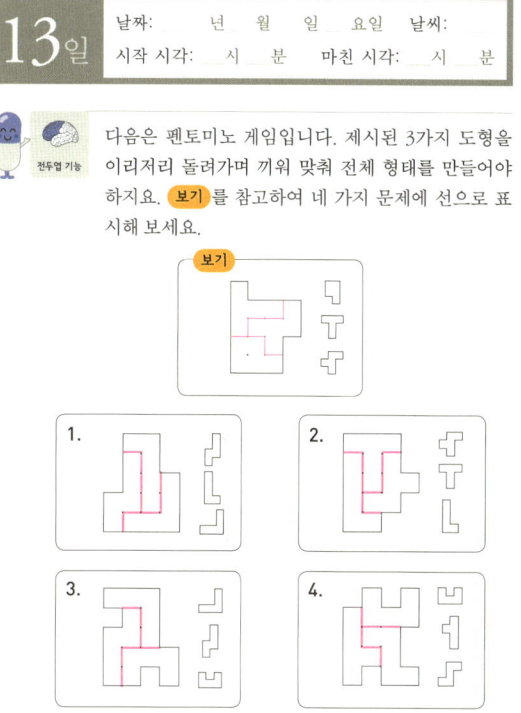

 끝말잇기 게임을 해 볼까요? 다만, 이 게임에는 처음과 끝의 단어가 정해져 있습니다. 따라서 정해진 마지막 단어로 끝날 수 있도록 단어를 신중하게 선택하여 적어 보세요.

1. 우산 — 산소 — 소유 — 유자차 — 차고 — 고래
2. 비행기 — 기사 — 사진 — 진실 — 실물 — 물레
3. 안경 — 경찰 — 찰과상 — 상속 — 속기 — 기차
4. 수영 — 영아 — 아기 — 기물 — 물소 — 소풍
5. 사자 — 자석 — 석굴 — 굴착 — 착오 — 오락
6. 음악 — 악기 — 기도 — 도착 — 착수 — 수박
7. 마당 — 당숙 — 숙박 — 박자 — 자금 — 금괴

예로 든 단어가 아닌 다른 단어를 적었더라도, 규칙에 맞게 쓰셨다면 정답입니다.

다음 문제를 풀어 보세요.

1. 숫자와 일치하는 그림과 짝지어 보세요.
2. 막대 개수와 일치하는 숫자와 짝지어 보세요.

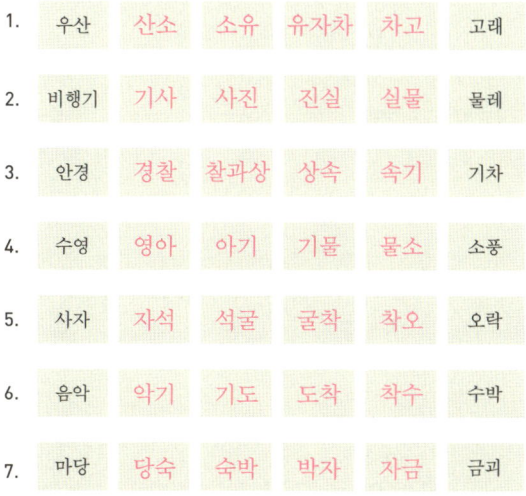

14일

다음 도로 교통 표지판을 기억해 두세요. 잘 몰랐던 표지판이 있다면 더 주의를 기울여 외워 보세요.

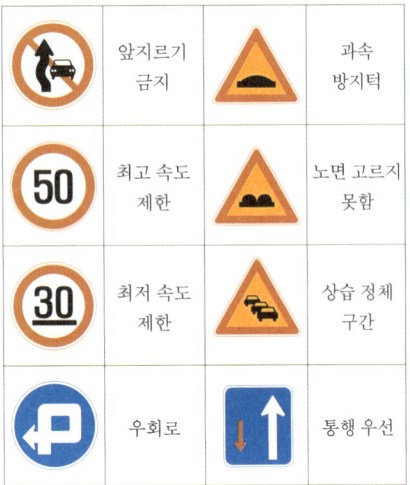

왼쪽 그림을 보고 오른쪽 빈칸에 점과 점을 이어서 똑같이 그림을 그려 보세요.

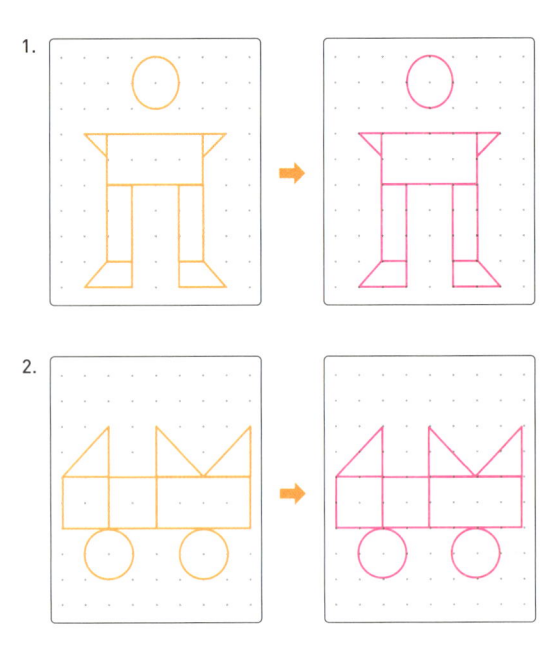

앞 장(62쪽)에서 외운 도로 교통 표지판을 떠올려 보세요. 빈칸에 표지판의 이름을 적어 보세요.

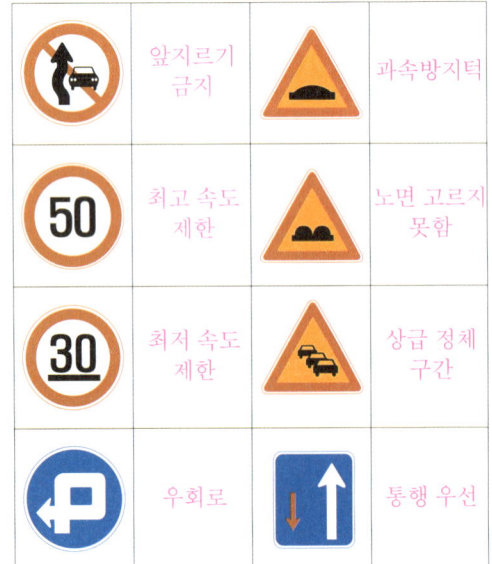

15일

다음 네모 칸의 숫자와 숫자의 개수가 같으면 ○, 틀리면 ×에 표시해 보세요. (예로 첫 번째 칸은 숫자 3이 있고 개수는 4개 있어 ×에 표시)

3 3 3 3	6 6 6 6 6	4 4 4 4
○ ✓	✓ ×	○ ✓

7 7 7 7	5 5 5 5 5	8 8 8 8 8 8
✓ ×	○ ✓	○ ✓

9 9 9 9 9 9 9	6 6 6 6	7 7 7 7 7 7
✓ ×	○ ✓	○ ✓

보기 처럼 제시한 자음을 활용하여 만들 수 있는 단어를 10개씩 적어 보세요.

보기

ㄱ ㅅ	
① 가사	② 기수
③ 고수	④ 강산
⑤ 가수	⑥ 가성
⑦ 괴성	⑧ 거수
⑨ 구성	⑩ 경사

ㅁ ㄷ	
① 마디	② 모두
③ 만두	④ 무도
⑤ 마대	⑥ 말단
⑦ 매도	⑧ 밀대
⑨ 미담	⑩ 미동

ㅇ ㄹ	
① 오리	② 알림
③ 알람	④ 이리
⑤ 우리	⑥ 위로
⑦ 올림	⑧ 외래
⑨ 유리	⑩ 요리

ㄴ ㅂ	
① 나비	② 나방
③ 농부	④ 내빈
⑤ 너비	⑥ 놀부
⑦ 누빔	⑧ 논밭
⑨ 난방	⑩ 님비

이 외에 다른 경우도 규칙에 맞으면 정답이 될 수 있음

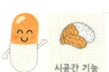 다음 바다 생물과 그림자를 보고 같은 것끼리 연결해 보세요.

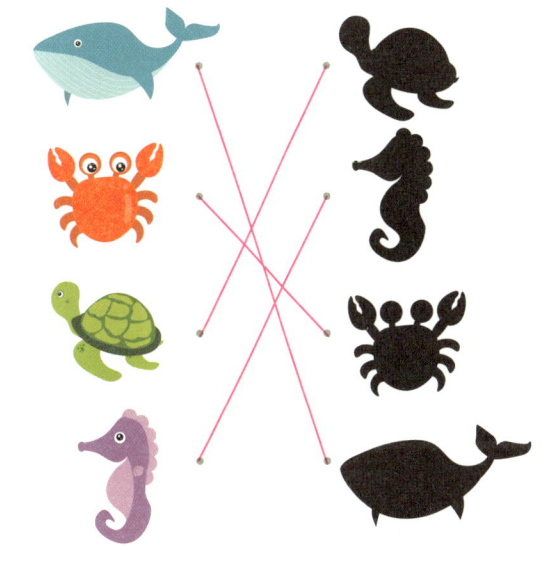

16일

날짜: 년 월 일 요일 날씨:
시작 시각: 시 분 마친 시각: 시 분

 다음 표에는 같은 그림이 두 개씩 그려져 있습니다. 같은 그림이 어디에 있는지 위치를 잘 기억해 두세요.

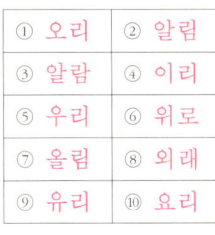

■ 더욱더 잘 기억할 수 있도록 한 번 더 같은 그림의 위치를 찾아 외우며 빈칸에 이름을 적어 보세요.

꽃	사과	가위	소나무
가위	신발	도토리	의자
사과	신발	꽃	냄비
소나무	냄비	의자	도토리

 보기 의 색깔 순서대로 아래 동그라미를 연결해 보세요.

보기

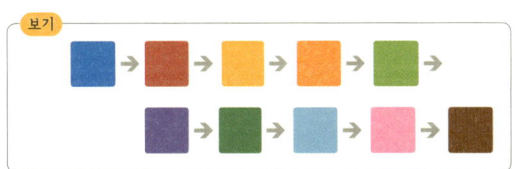

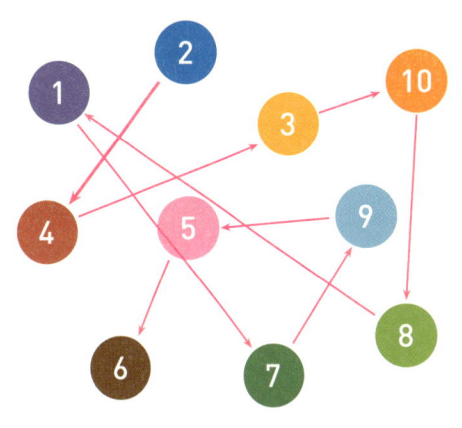

앞 장(68쪽)에서 같은 그림을 찾아보며 위치를 기억하였습니다. 다음 그림의 위치가 어디인지 □에 번호를 적어 보세요.

1. 진달래 → ①
2. 나무 → 4
3. 가위 → 3
4. 의자 → 9
5. 도토리 → 6
6. 냄비 → 8

17일

날짜: 년   월   일   요일   날씨:
시작 시각: 시   분   마친 시각: 시   분

다음 계산 문제를 풀어 보세요.

❶ 1+5+7= 13	❷ 8+6+7= 21
❸ 13+5-2= 16	❹ 17+8-9= 16
❺ 25+6-11= 20	❻ 23+5+3-7= 24
❼ 15+8+4-6= 21	❽ 25+6+12-8= 35
❾ 19+7-4+16= 38	❿ 24+27-12-5= 34
⓫ 36+16-3-9= 40	⓬ 48+17-8-4= 53

다음 섞여 있는 글자를 바르게 조합하여 단어를 완성해 적어 보세요.

1. 즈요네마 → 마요네즈
2. 옹마새지 → 새옹지마
3. 배손상해 → 손해배상
4. 별산곡청 → 청산별곡
5. 고운신당마 → 고마운당신
6. 잘만된못남 → 잘못된만남
7. 연랑가의사 → 사랑의연가
8. 당국사의회 → 국회의사당

다음은 아파트 215동의 모습입니다. '가'의 집이 201호라면 '나', '다', '라' 집의 호수를 ( )에 적어 보세요.

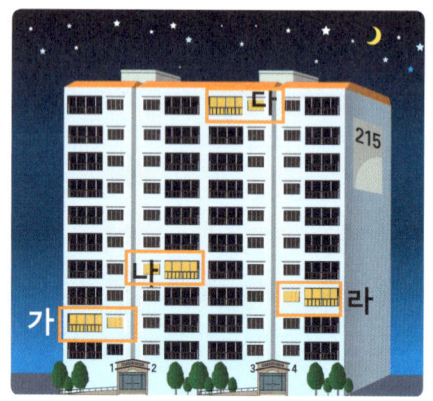

나. (402)호
다. (1003)호
라. (304)호

18일

날짜: 년 월 일 요일 날씨:
시작 시각: 시 분 마친 시각: 시 분

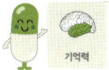 다음은 이원수 작사, 홍난파 작곡의 '고향의 봄' 동요입니다. 고향을 생각하며 노래를 불러 보면서 가사를 외워 보세요.

고향의 봄

이원수 작사
홍난파 작곡

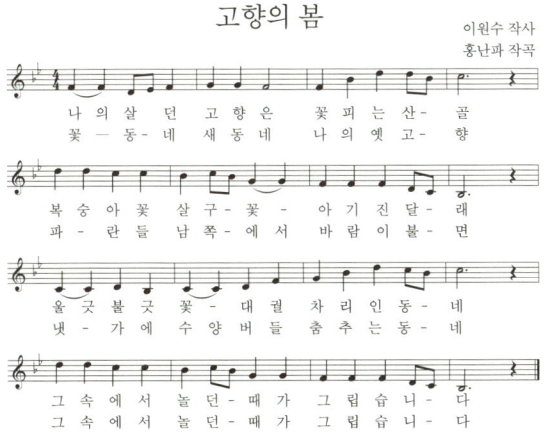

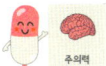 다음 중 음표가 반복되지 않고 하나만 있는 것을 찾아 ○ 표시해 보세요.

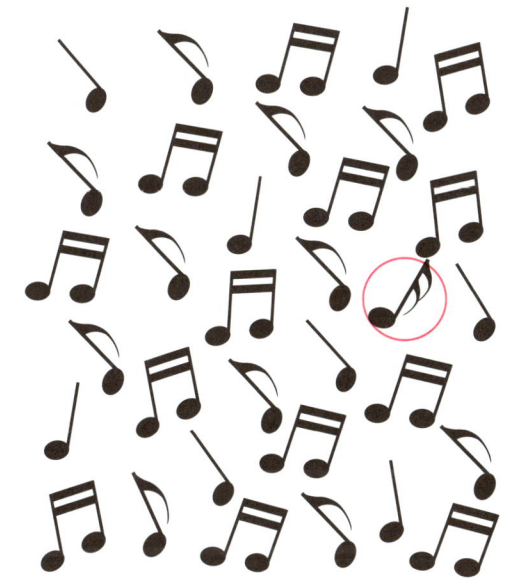

 앞 장(74쪽)에서 불러 본 동요를 떠올리며, 다음 질문에 답해 보세요.

1. 동요의 제목은 무엇인가요? (고향의 봄)
2. 동요의 작곡가는 누구인가요? (홍난파)
3. 나의 고향은 어디인지 각자의 고향을 떠올리며 지명을 적어 보세요. (개인마다 답이 다름)
4. 다음 □에 들어갈 가사를 적어 보세요.

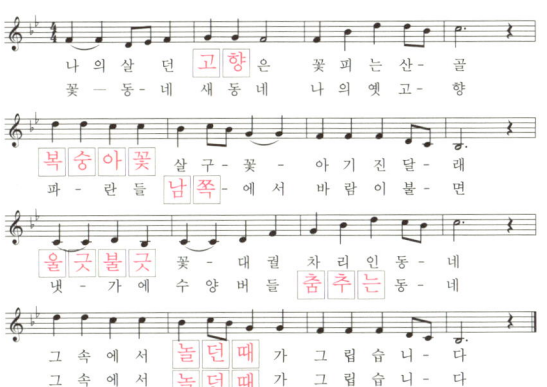

19일

날짜: 년 월 일 요일 날씨:
시작 시각: 시 분 마친 시각: 시 분

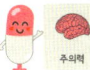 다음 중 홀수(1, 3, 5, 7, 9)인 칸을 색칠해 보세요. 그리고 색칠하면 보이게 되는 글자(한문)도 적어 보세요.
(正, 바를 정)

2	8	4	6	8	2	8	4	6
8	1	5	3	7	9	1	5	4
6	8	4	2	8	4	2	2	2
4	2	8	6	2	6	6	8	
2	6	1	9	7	3	4	6	
8	4	3	2	8	4	2	2	
4	6	9	4	3	8	4	2	6
6	5	7	7	9	3	1	5	8
2	8	6	2	4	6	8	4	2

다음 서술형 연산 문제를 풀어 보세요.

1. 사과 1개와 배 2개의 값은 3,300원이고, 사과 1개와 배 3개의 값은 4,500원입니다. 그러면 배 1개의 값은 얼마일까요?
(**1,200**) 원

2. 장미 15송이를 바구니에 담아 파는 가격은 13,500원이고, 장미 10송이를 바구니에 담아 파는 가격은 9,500원입니다. 그러면 장미 20송이를 바구니에 담아 파는 가격은 얼마일까요? 바구니 가격은 동일합니다.
(**17,500**) 원

3. 아버지, 어머니, 딸의 나이를 합하면 90살이고, 아버지와 어머니의 연세를 더한 것과 딸과의 나이 차이는 60살입니다. 또 아버지의 연세는 어머니보다 3살 더 많습니다. 그러면 아버지의 연세는 몇 세일까요?
(**39**) 세

 단어들이 뒤죽박죽 섞여 있습니다. 이를 조합하여 자연스러운 문장을 만들어 보세요.

1. 과, 하면, 기억력, 수, 매일, 집중력, 있다, 운동을, 끌어올릴, 을
→ 매일 운동을 하면 기억력과 집중력을 끌어올릴 수 있다.

2. 됩니다, 매일, 뇌를, 규칙적으로, 튼튼하게, 하는, 머리를, 쓰는, 운동이, 일은
→ 매일 규칙적으로 머리를 쓰는 일은 뇌를 튼튼하게 하는 운동이 됩니다.

3. 《365 브레인 피트니스》, 투자가, 풀어, 좋은, 위한, 것만으로도, 문제집을, 매일, 된다, 예방을, 보는, 치매
→ 매일 《365 브레인 피트니스》 문제집을 풀어 보는 것만으로도 치매 예방을 위한 좋은 투자가 된다.

20일

날짜: 년 월 일 요일 날씨:
시작 시각: 시 분 마친 시각: 시 분

 다음 그림과 설명을 잘 읽고 기억해 두세요.

이 그림은 장 프랑수아 밀레가 1857년 완성한 유화 '이삭줍기'이다. 수확이 끝난 밀 들판에서 이삭을 줍는 세 여인의 모습을 그리고 있다. 현재 프랑스 파리의 오르세 미술관에 소장되어 있다.

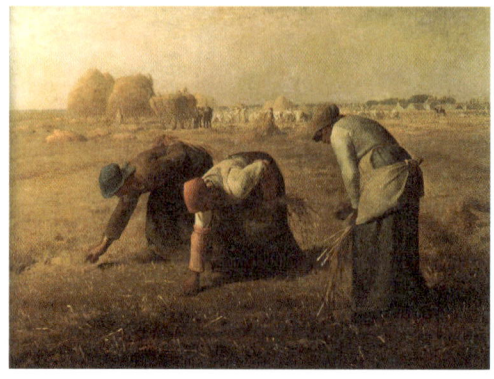

 다음 글자 혹은 기호 띠에서 가장 가운데의 것을 찾아 ○ 표시해 보세요.

1. ㄱㄹㅅㅈㅊ**ⓛ**ㅇㄴㅍㅋㅈ

2. !@#$%#&*&%$#@&*!%$@ (ⓝ &표시)

3. ADKFJKVOJSⓃCMFLTIFIEG

4. 23394058272849406ⓞ74039469492046236

앞 장(80쪽)에서 본 그림을 떠올리며 질문에 답해 보세요.

1. 그림은 누구의 작품이며, 작품명은 무엇인가요?
   작가 (장 프랑수아 밀레), 작품명 (이삭줍기)
2. 언제 완성된 작품인가요? (1857년) 년
3. 현재 어느 도시, 어디에 소장되어 있나요?
   도시 (프랑스 파리), 미술관 (오르세 미술관)
4. 그림에는 몇 명의 여인이 등장하나요? (3명) 명
5. 허리를 숙이고 땅에 떨어진 이삭을 줍고 있는 여인은 모두 몇 명인가요? (2명) 명
6. 허리를 숙인 여인들은 어느 손(오른손 또는 왼손)으로 이삭을 줍고 있나요? (오른손)
7. 여인들이 쓰고 있는 모자는 모두 같은 색깔인가요?
   (다른 색깔, 파랑, 빨강, 노랑)
8. 세 명의 여인 외에 다른 사람들도 등장하나요?
   (있음. 뒷배경에 많은 사람들이 있음.)

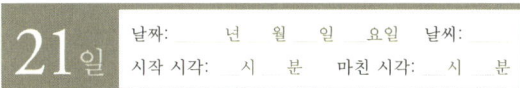

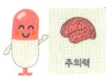 다음 문제를 풀어 보세요.

1. 각각의 직선을 이등분할 수 있도록 가장 가운데에 표시해 보세요.
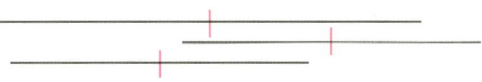

2. 각각의 직선을 삼등분할 수 있도록 알맞은 위치에 표시해 보세요.
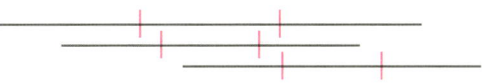

3. 동그라미를 여러 조각으로 나누어 보세요. 케이크를 자르듯이 점선을 기준으로 선을 그어 보세요.
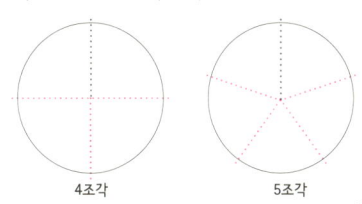
4조각   5조각

 다음 빈칸에 가게 이름이나 물건의 이름을 알맞게 적어 보세요.

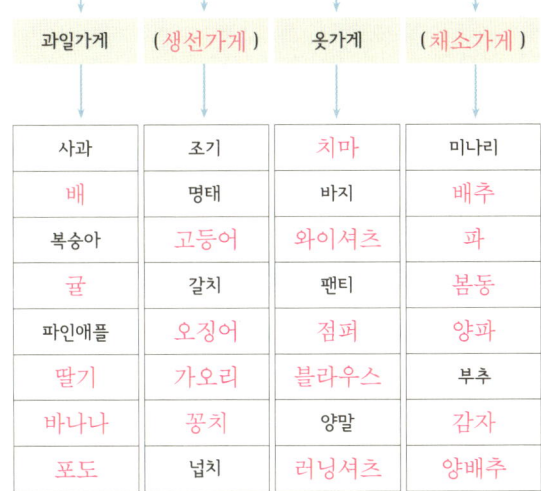

이 외에도 범주에 맞는 이름이면 정답

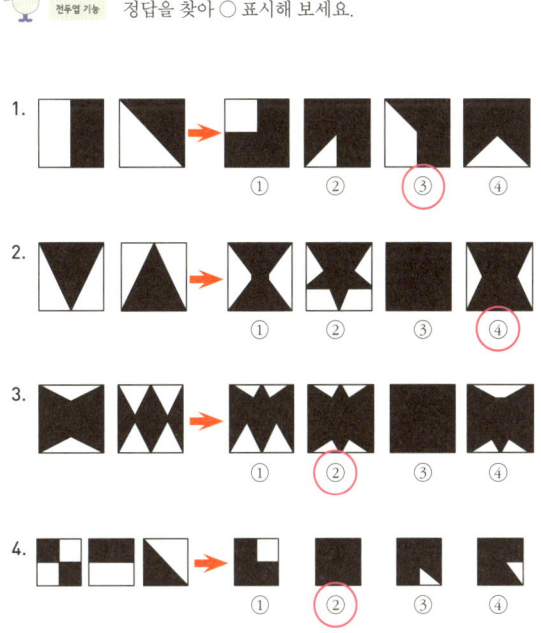 다음의 도형들을 겹치면 어떤 모양이 될까요? 각각 정답을 찾아 ○ 표시해 보세요.

22일

날짜: 년   월   일   요일   날씨:
시작 시각: 시   분   마친 시각: 시   분

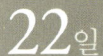 다음 문제를 풀어 보세요.

1. 과일 그림에서 회색 부분은 원래 무슨 색깔인가요? (노랑)

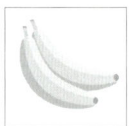 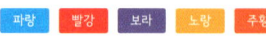

원래의 색깔이 아닌 다른 색깔로 바꾼다면 나는 어떤 색깔로 바꿀지 원하는 색깔을 자유롭게 골라 적어 보세요. (   )
노랑 외에 다른 색을 고르면 정답입니다.

2. 다음 자동차, 헤어 드라이기, 신발 그림에 본인이 칠하고 싶은 색깔을 자유롭게 골라 (   )에 적어 보세요.

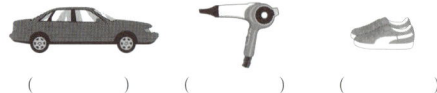

각 그림마다 자신이 고른 색깔을 잘 기억해 두세요.
6가지 색깔 중 하나라면, 어떤 색깔이든 모두 정답입니다.

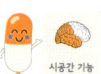 4개의 그림 조각을 모아 하나의 그림을 완성하려 합니다. 그림 조각을 어떻게 배열하면 좋을지 아래 (   )에 알맞은 번호를 적어 보세요.

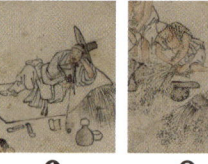 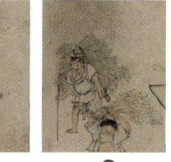 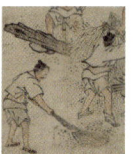

❶   ❷   ❸   ❹

(③)	(①)
(④)	(②)

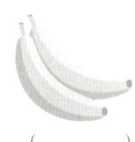 앞 장(86쪽)에서 본 그림을 떠올려 보세요. 과일을 원래의 색깔이 아닌 다른 색깔로 바꾸기 위해 원하는 색 하나를 골랐지요. 내가 고른 색깔을 (   )에 적어 보세요.

(   )
앞 장에서 본인이 고른 색깔이면 정답입니다.

 앞 장(86쪽)에서 그림에 칠하고 싶은 색깔을 골랐지요. 내가 고른 색깔을 (   )에 적어 보세요.

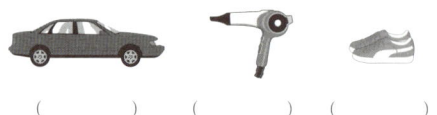

앞 장에서 본인이 고른 색깔이면 정답입니다.

23일

날짜: 년   월   일   요일   날씨:
시작 시각: 시   분   마친 시각: 시   분

다음 문장이 자연스럽게 이어지도록 알맞게 연결해 보세요.

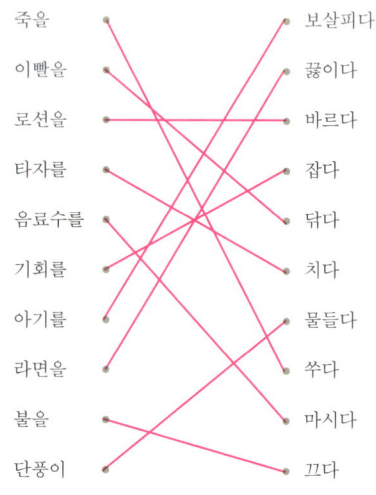

죽을 — 보살피다
이빨을 — 끓이다
로션을 — 바르다
타자를 — 잡다
음료수를 — 닦다
기회를 — 치다
아기를 — 물들다
라면을 — 쑤다
불을 — 마시다
단풍이 — 끄다

다음 설명을 읽고 민규가 버스에서 내려 걸어간 길을 약도(91쪽)에 그려 보세요. 그리고 민규의 집은 몇 번인지 적어 보세요. (2)

민규는 버스에서 내려, 집으로 가는 길에 슈퍼마켓에 가서 아이스크림을 1개 사고, 약국에 들러 반창고를 한 통 샀다.

그리고 옷가게를 지나다가 세탁소에 옷을 맡긴 게 기억나서 세탁소에 가서 옷을 찾았다. 이후 공원에서 강아지와 뛰어노는 아이들을 한참 쳐다보다가 집으로 왔다.

집 바로 앞에 있는 제과점에서 빵을 사고 싶었지만 아쉽게도 돈이 모자라서 그냥 집으로 들어갔다.

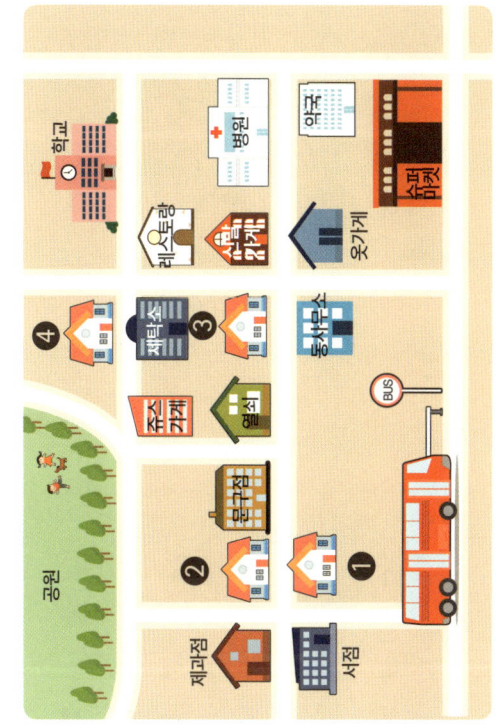

24일

날짜: 년 월 일 요일 날씨:
시작 시각: 시 분 마친 시각: 시 분

 할아버지들이 동창 모임을 위해 모였습니다. 식사를 마친 뒤 커피숍에서 음료를 마시며 이야기를 나눕니다. 할아버지의 얼굴과 마시고 있는 커피, 또는 차의 이름을 기억해 두세요.

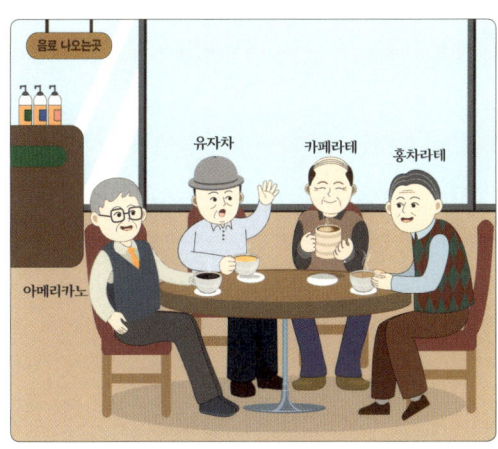

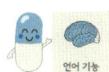 보기에서 말을 골라 문장이 자연스럽게 이어지도록 ( )에 적어 보세요.

보기			
시큰거렸다	따른다	깨달았다	끌어당겼다
서둘렀다	다정하시다	물들었다	붉어졌다
찢었다	웃고 있다	사랑한다	쓰다듬었다

1. 그렇게 하면 안 됐지만 동생과 다투다 너무 화가 난 나머지 동생의 책을 (찢었다).
2. 우리 할아버지와 할머니는 나에게 늘 (다정하시다).
3. 단풍이 빨갛게 (물들었다).
4. 약속 시간이 얼마 남지 않아 하던 일을 (서둘렀다).
5. 우리 집 강아지는 나를 잘 (따른다).
6. 신랑 신부가 서로 마주 보며 (웃고 있다).
7. 슬픈 드라마를 보면서 눈시울이 (붉어졌다).
8. 우리 엄마는 언제나 나를 (사랑한다).
9. 스승님의 소중한 조언과 격려 덕분으로 앞으로 내가 어떻게 해야 할지 (깨달았다).
10. 잠자는 아이의 머리를 (쓰다듬었다).

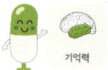 앞 장(92쪽)에서 본 커피숍 장면을 머릿속에 그려 보세요. 할아버지들의 얼굴과 마시고 있던 음료의 이름을 떠올리면서 다음 문제에 답해 보세요.

1. 카페라테를 마신 할아버지는 누구인가요?

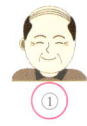 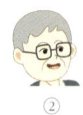 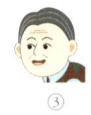 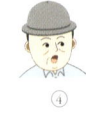
　①　　　　②　　　　③　　　　④

2. 이 할아버지는 어떤 음료를 마셨나요?

① 캐러멜 마키아토　② 유자차　③ 아메리카노　④ 녹차

3. '유자차-홍차라테'를 마신 할아버지 두 명을 순서대로 잘 연결한 것은 몇 번인가요?

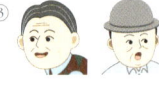 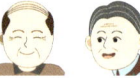

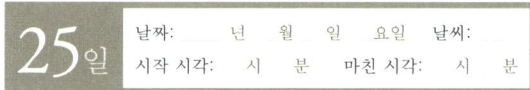

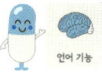 뜻이 비슷한 단어끼리 선으로 연결해 보세요.

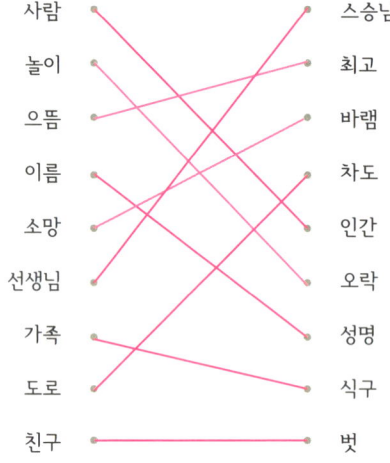

 다음 그림을 90도, 180도, 270도로 돌리면 어떤 모양이 될지 빈칸에 그려 보세요.

1.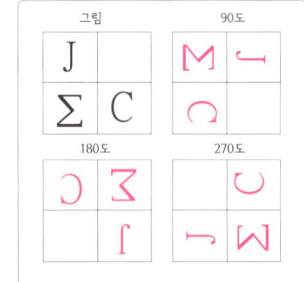

2.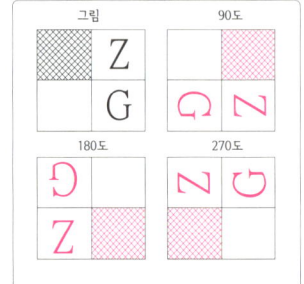

 가로, 세로, 대각선에 있는 숫자의 합이 모두 15가 되도록 숫자를 빈칸에 적어 보세요. 숫자는 1부터 9까지 한 번씩만 사용할 수 있습니다.

1.
6	7	2
1	5	9
8	3	4

2.
4	9	2
3	5	7
8	1	6

26일

날짜: 년   월   일   요일   날씨:
시작 시각: 시   분   마친 시각: 시   분

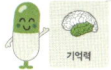 다음은 동계 올림픽 종목의 픽토그램입니다. 그림과 종목 이름을 잘 기억해 두세요.

 쇼트트랙    스피드 스케이팅   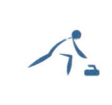 컬링

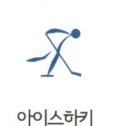 아이스하키   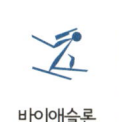 바이애슬론   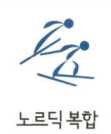 노르딕 복합

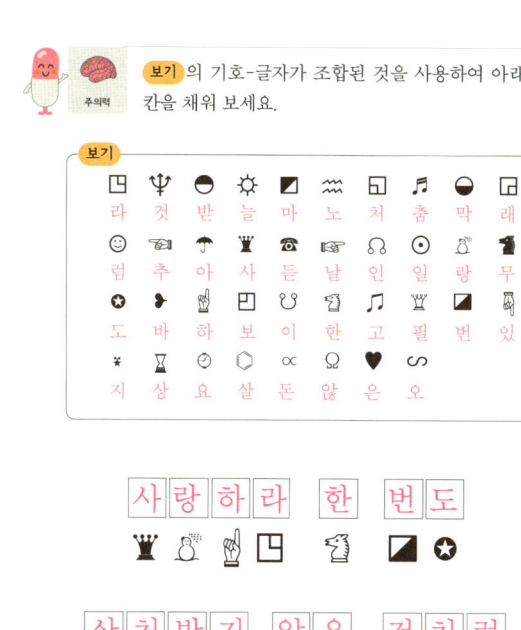

앞 장(98쪽)에서 본 픽토그램과 종목 이름을 떠올리며 알맞게 연결해 보세요.

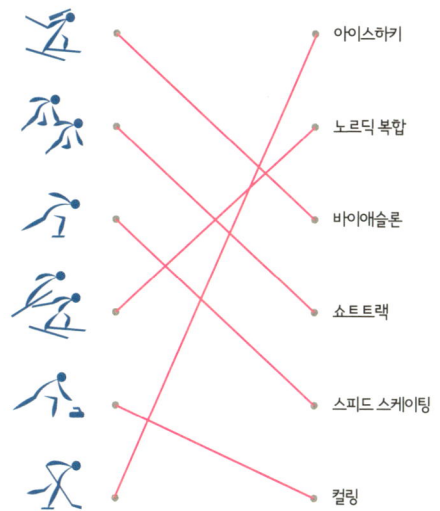

27일

날짜: 년   월   일   요일   날씨:
시작 시각: 시   분   마친 시각: 시   분

시작 에서부터 3칸씩 옆으로 이동하면서 도형에 ○ 표시해 보세요. 그리고 ▲는 모두 몇 개인지 적어 보세요. (11)개

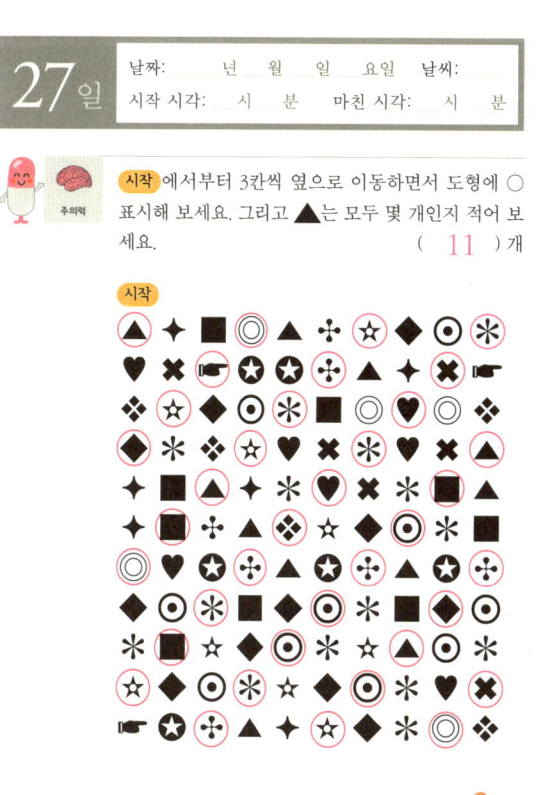

다음에서 다른 도형들의 모양, 위치 등이 변화되는 규칙을 잘 살핀 후에 ? 에 들어갈 도형에 ○ 표시해 보세요.

1.
2.

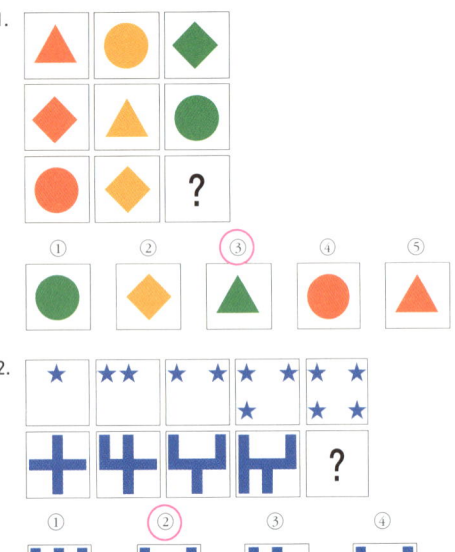

 다음 글을 읽고 제목을 정하여 빈칸에 적어 보세요.

제목 | 금연의 필요성(금연해야 하는 이유)

담배를 금해야 하는 이유에는 여러 가지가 있다. 우선 담배에는 약 4천여 종의 화학물질이 섞여 있는데, 그중에서도 '타르'라고 하는 강력한 발암물질이 각종 암의 원인이 되고 있다. 흡연 중에 발생하는 이산화탄소 성분은 심혈관질환의 위험을 증가시키며, 니코틴은 중독을 초래한다. 이러한 중독의 심각성 때문에 흡연은 질병분류상 정신질환의 일종인 '물질사용장애'에 속해 있다.

뿐만 아니라 흡연은 가족들, 특히 어린 자녀에게 나쁜 영향을 끼친다. 흡연하는 부모를 둔 아이는 기관지염이나 폐렴과 같은 호흡기 질환에 걸리기 쉽고, 간접흡연에 자주 노출되면 급기야 아동기암에 걸릴 수도 있다.

따라서 나와 가족의 건강을 위해서라도 금연은 선택이 아닌 필수다. 뿐만 아니라 경제적으로도 많은 이득을 얻을 수 있는데, 매일 담배 한 갑 구입비(4,500원)로 저축을 할 경우 10년 후엔 이자까지 더해 1,700만 원을, 40년 후엔 8,500만 원 정도를 모을 수 있다. 나아가 흡연 관련 질환을 예방함으로써 의료비 지출을 막는 등 금연으로 인해 얻을 수 있는 이익은 상상 이상이다. 우리의 건강을 지키고, 경제적 손실을 막기 위해서라도 반드시 금연을 해야 한다.

《평생 주치의가 전하는 건강 레시피》, 서울아산병원 가정의학과 김영식 저 참조

28일 날짜: 년 월 일 요일 날씨:
시작 시각: 시 분 마친 시각: 시 분

 기억력 오늘은 손자가 초등학교에 입학하는 날입니다. 손자에게 예쁘게 옷을 입힌 후 손을 잡고 함께 학교에 갑니다. 손자는 어떤 옷차림일지 그림을 보고 질문에 답해 보세요.

1. 손자의 티셔츠 색은 몇 번인가요? (5)
2. 손자의 바지 색은 몇 번인가요? (1)
3. 손자의 모자 색은 몇 번인가요? (2)
4. 손자의 가방 색은 몇 번인가요? (3)
5. 손자의 운동화 색은 몇 번인가요? (4)

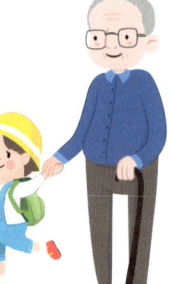

 사공간 기능 다음 그림에서 겹쳐져 있는 과일의 이름을 모두 아래 빈칸에 적어 보세요.

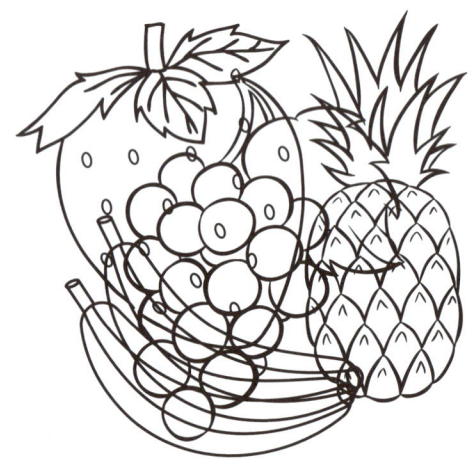

포도, 딸기, 바나나, 파인애플

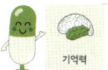 앞 장(104쪽)에서 손자의 손을 잡고 함께 초등학교 입학식에 간 일을 떠올려 보세요. 손자가 입었던 옷이나 가방의 색을 기억하시나요? 아래에서 손자의 모습과 일치하는 아이는 몇 번 인가요? (3)

① 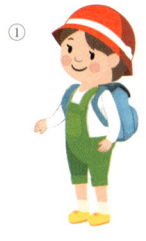 ②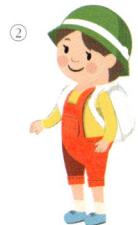

③ 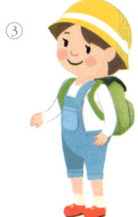 ④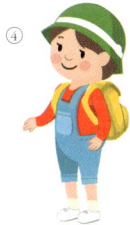

29일

날짜: 년 월 일 요일 날씨:
시작 시각: 시 분 마친 시각: 시 분

어떤 물건을 사려고 합니다. 이동 경로의 화살표 방향을 따라가면 그 물건이 무엇인지 알 수 있어요. 무엇일까요? (바나나)

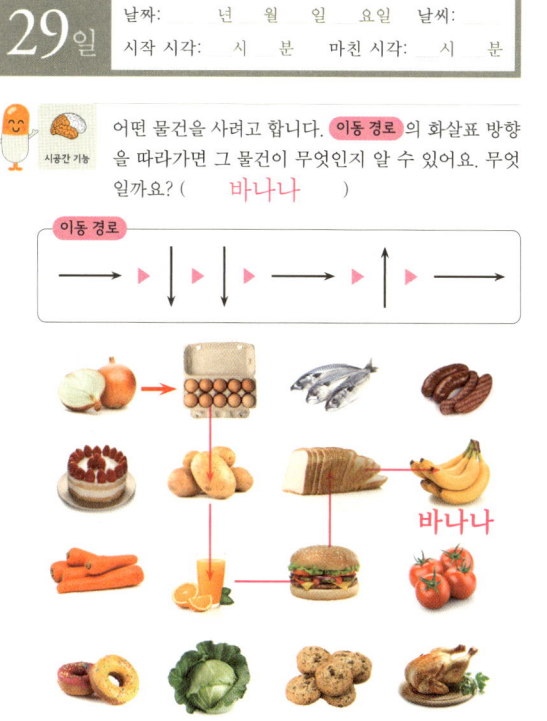

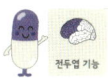 다음 5개의 숫자 중 규칙에 맞지 않는 1개의 숫자를 각각 찾아보세요. 그리고 나머지 숫자들과 어떻게 다른지 그 이유를 보기에서 골라 ( )에 적어 보세요.

보기
❶ 2의 배수가 아닙니다.
❷ 7의 배수가 아닙니다.
❸ 10의 자릿수가 아닙니다.
❹ 5의 배수가 아닙니다.

1. 13 18 11 ㉑ 16   이유 | (3)
2. 12 32 ㉕ 8 20   이유 | (1)
3. ⑪ 15 55 75 30   이유 | (4)
4. 14 ㉒ 63 35 49   이유 | (2)

다음 그림에서 분홍색 잎을 제외한 나머지 잎에 △ 표시해 보세요.

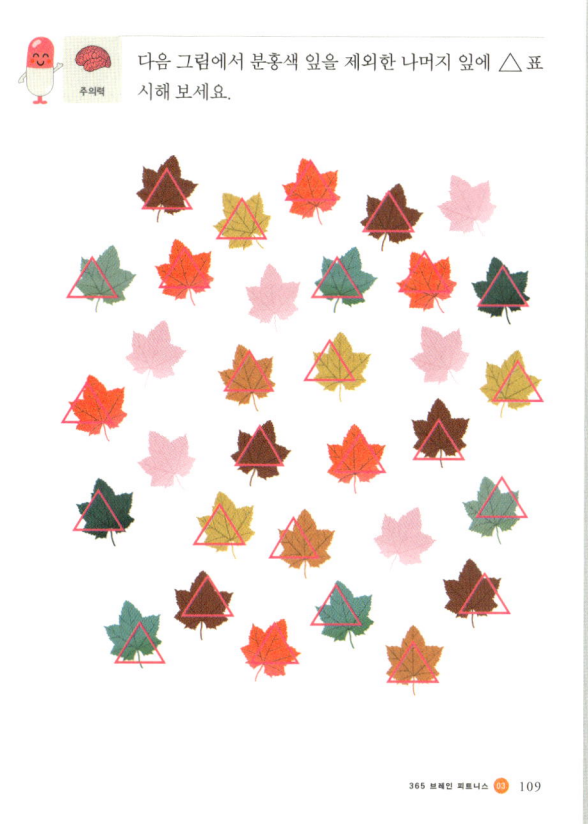

30일

날짜: ___ 년 ___ 월 ___ 일 ___ 요일 날씨: ___
시작 시각: ___ 시 ___ 분   마친 시각: ___ 시 ___ 분

다음은 우리나라의 세시풍속과 절기 음식입니다. 잘 기억해 두세요.

정월 대보름 음력 1월 15일	오곡밥, 나물, 귀밝이술, 부럼 등	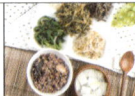
단오 음력 5월 5일	수리취떡, 제호탕, 앵두화채 등	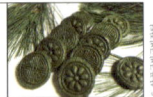
칠석 음력 7월 7일	호박전, 밀병, 밀국수 등	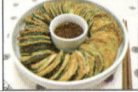
동지 양력 12월 22일이나 23일 무렵	동지팥죽, 전약(煎藥), 팥 시루떡 등	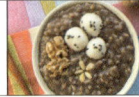

다음 그림을 아래 표에 똑같이 그려 보세요.

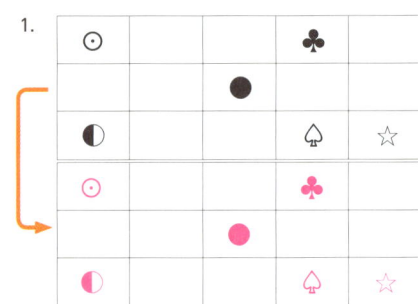

앞 장(110쪽)에서 외웠던 세시풍속과 절기 음식을 떠올리면서 다음 질문에 답해 보세요.

1. 정월 대보름은 며칠인가요?
   ① 음력 1월 15일   ② 음력 5월 5일
   ③ 음력 7월 7일   ④ 양력 12월 22일이나 23일 무렵

2. 칠석에 먹는 음식은 무엇인가요?
   ① 오곡밥과 나물   ② 수리취떡, 앵두 화채
   ③ 호박전   ④ 팥죽

3. 단오에 먹는 음식은 무엇인가요?

① 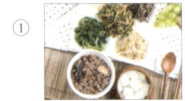   ②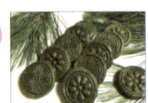

③ 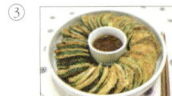   ④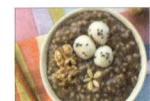

매일매일 뇌의 근력을 키우는 치매 예방 문제집
365 브레인 피트니스 ③

초판 1쇄 펴낸날 | 2018년 5월 13일
초판 2쇄 펴낸날 | 2021년 4월 14일
지은이 | 박홍석·안이서·이혜미
펴낸이 | 유은실
펴낸곳 | 허원미디어

주소 | 서울시 종로구 필운대로7길 19(옥인동)
대표전화 | (02) 766-9273
팩시밀리 | (02) 766-9272
홈페이지 | http://cafe.naver.com/herwonbooks
출판등록 | 2005년 12월 2일 제300-2005-204호

ⓒ 박홍석·안이서·이혜미 2018

ISBN 978-89-92162-77-7 14510
     978-89-92162-74-6(세트)

값 12,000원

* 잘못 만들어진 책은 구입하신 곳에서 교환해 드립니다.
* 이 책 내용의 일부 또는 전부를 재사용하려면 반드시 도서출판 허원미디어의 동의를 얻어야 하며 무단복제와 전재를 금합니다.